Carl-Auer

Annalisa Neumeyer

Einführung in das therapeutische Zaubern

Mit Illustrationen von Christa Berger und Sandra Klepp

Dritte Auflage, 2024

Umschlaggestaltung: Uwe Göbel
Redaktion: Nicola Offermanns
Satz: Verlagsservice Hegele, Heiligkreuzsteinach
Printed in Germany
Druck und Bindung: CPI books GmbH, Leck

MIX
Papier | Fördert gute Waldnutzung
FSC® C083411
www.fsc.org

klimaneutral
Mehr Bäume. Weniger CO_2

Dritte Auflage, 2024
ISBN 978-3-8497-0005-8 (Printausgabe)
ISBN 978-3-8497-8488-1 (ePub)

Bibliografische Information der Deutschen Nationalbibliothek:
Die Deutsche Nationalbibliothek verzeichnet diese Publikation in der Deutschen Nationalbibliografie; detaillierte bibliografische Daten sind im Internet über http://dnb.d-nb.de abrufbar.

Informationen zu unserem gesamten Programm, unseren Autoren und zum Verlag finden Sie unter: **https://www.carl-auer.de/**.
Dort können Sie auch unseren Newsletter abonnieren.

Carl-Auer Verlag GmbH
Vangerowstraße 14 • 69115 Heidelberg
Tel. +49 6221 6438-0 • Fax +49 6221 6438-22
info@carl-auer.de

Inhalt

Vorwort

Dieses Buch ist aus zahlreichen Kontakten mit Menschen entstanden. Es ist ein Buch aus der Praxis für die Praxis. Angeregt wurde es durch das Interesse und den Wunsch von Seminarteilnehmern, Kollegen und vielen Mitarbeitern aus dem Gesundheitswesen, mehr über den Einsatz von therapeutischen Zaubergeschichten in Therapie und Pädagogik zu erfahren.

Nach einer einführenden Theorie, *warum* und *wozu* das *Therapeutische Zaubern* eine wunderbare Unterstützung sein kann, geht es besonders um das *Wie*![1]

Wie können Zauberkunststücke zu einem neuen Umgang mit sich selbst und zu verändertem Verhalten führen?

Welche Zauberworte erleichtern und unterstützen den Einstieg in eine Therapie?

Wann fördern Zaubergeschichten die Entwicklung oder Heilung?

Und nicht zuletzt: Was hat Therapeutisches Zaubern mit Hypnotherapie zu tun?

Die Kunst ist: Wie kann man ein und dasselbe Zauberkunststück für eine ganz gezielte Situation mit ausgewählten Metaphern und Suggestionen maßschneidern und es dadurch zum auslösenden Moment für eine positive Veränderung werden lassen?

Es ist mein Anliegen, dies so zu beschreiben, dass nach dem Lesen bei Ihnen der Zaubergeist lebendig wird. In meinen Seminaren erlebe ich bei den Teilnehmern besonders viel Freude an den Geschichten zu den Zauberkunststücken.

Weil (immer noch) mehr Frauen als Männer in meine Ausbildungsseminare kommen und das Medium Zaubern nutzen,

1 Der Begriff *Therapeutisches Zaubern* ist urheberrechtlich und markenrechtlich geschützt.

spreche ich meistens von der »Zaubertherapeutin« und der »Lehrerin«. Männer sollen sich aber bitte gleichermaßen angesprochen fühlen.

Beispiele aus der Praxis gebe ich originalgetreu wieder. Sie können für Fachleute aus unterschiedlichen pädagogischen, therapeutischen und medizinischen Arbeitsbereichen eine zauberhafte Bereicherung und Hilfe sein.

Annalisa Neumeyer
Freiburg, im Sommer 2013

1 Zaubern als faszinierendes Medium

1.1 *Manchmal müsste man zaubern können*

Stephans Wutausbrüche

Vor vielen Jahren arbeitete ich in einer stationären Einrichtung der Jugendhilfe. Dort »machte« der 12-jährige Stephan viele Probleme. Er zeigte impulsives Verhalten und hatte mehrmals täglich Wutausbrüche, die von den anderen Kindern und dem Betreuungspersonal gefürchtet waren. Als er während einer solchen Zornattacke einem anderen Kind heißen Tee über den Arm schüttete, war dies Anlass für eine Fallbesprechung im Großteam. Schnell wurde deutlich, dass alle nur »Schlimmes« berichten konnten: Stephan stand durch die schwierige Alltagsgestaltung und durch häufige Beschwerden von Erzieherinnen, Lehrerinnen und Kindern fortwährend negativ im Mittelpunkt.

Schon damals beschäftigte ich mich mit Zaubern und hatte als Zauberkünstlerin Auftritte. Ich sah darin eine Möglichkeit, diesen Jungen zu erreichen. Ich bot Stephan an, bei mir einige Zauberkunststücke zu erlernen – und er stimmte zu. Er übte zunächst skeptisch und vorsichtig, dann aber begeistert. Kaum dass er die ersten Zauberkunststücke erlernt hatte, führte er anderen sein Können vor. Das Zaubern war für ihn ein positives Kontaktmittel und bald erzählte er strahlend: »Selbst der Lehrer hat nicht geblickt, wie ich das gemacht habe!«

Stephans Wutausbrüche waren nicht weggezaubert, aber sein Selbstwertgefühl veränderte sich zusehends. Plötzlich wurde er sogar zu Geburtstagsfesten anderer Kinder eingeladen, da er zaubern konnte. Der Teufelskreis – Stephans verzweifelte Suche nach Kontakt und Anerkennung mit auffälligem und destruktivem Verhalten und die stets darauf folgende Ablehnung – war durchbrochen.

So entstand die Idee, Zaubern als Medium in Pädagogik und Therapie einzusetzen.

1.2 Zaubern im Alltag

Gutes denken

»›Fehlt dir etwas, mein Junge?‹, sagte mein Papa zu mir und legte mir die Hand auf die Schulter.

›Ich habe schlecht geschlafen‹, antwortete ich, ohne zu lügen. Mehr brachte ich nicht heraus. Er aber sagte nun etwas, das mir später oft immer wieder einfiel.

›Eine schlaflose Nacht‹, sagte er, ›ist immer eine lästige Sache. Aber sie ist erträglich, wenn man gute Gedanken hat. Wenn man aber daliegt und nicht schläft, ist man leicht ärgerlich und denkt an ärgerliche Dinge. Aber man kann auch seinen Willen brauchen und Gutes denken.‹

›Kann man?‹, fragte ich. Denn ich hatte in den letzten Jahren am Vorhandensein des freien Willens zu zweifeln begonnen.

›Ja, man kann‹, sagte mein Vater nachdrücklich.«

(Hesse 1999, S. 112).

»Ich kann doch nicht zaubern!« So wehren wir unerfüllbare Erwartungen ab. Oder seufzen: »Zaubern müsste man können!«, wenn wir etwas sehnlich Erwünschtes nicht erreichen.

Wenn menschliches Können nicht mehr ausreicht, wenn die Situation nach einem Wunder verlangt, muss Zauberei her: In der Geschichte der Menschen haben Zauberei und Magie schon immer eine bedeutende Rolle gespielt. Magier erklärten dem einfachen Volk, aber auch Herrschenden und Mächtigen, Naturphänomene, die mit dem aktuellen Wissensstand der jeweiligen Gesellschaft sonst nicht zu verstehen waren. Sie halfen bei Lebensfragen, am Scheideweg zwischen zwei schwierigen Entscheidungen und beim Heilen von Krankheiten.

Heute leben wir in einer aufgeklärten, modernen Welt, in der viele Rätsel der Vergangenheit durch die Entwicklung der Naturwissenschaften und der Technik gelöst wurden und viele Probleme beherrschbar geworden sind. Und trotzdem spielen magische Rituale und Symbole für uns auch heute noch eine Rolle.

Zu wichtigen Anlässen, zum Beispiel bei Übergängen (etwa von einem Jahr zum anderen an Silvester oder am Geburtstag), kennen wir magische Rituale: Wir schenken Glücksschweinchen aus Marzipan, lesen Kaffeesatz, gießen Blei oder legen Tarot-Karten. Wir alle kennen Talismane und die manchmal skurril wirkenden Rituale bei Sportlern, die ihren Erfolg begünstigen wollen. Manchmal dienen sogar Tiere als Orakel. Erinnern Sie sich noch an die Krake Paul, die bei der Fußballweltmeisterschaft 2010 Ergebnisse »vorhersagte«?

In unserer modernen Welt, in einer Lebenssituation mit vielen verschiedenen Lebensentwürfen, in einem Alltag, der uns fortwährend Entscheidungen abverlangt, scheint es eine große Sehnsucht zu geben: nach der Freiheit der Fantasie einerseits, andererseits auch nach Antworten und Vorbildern, an denen wir uns ausrichten und festhalten können.

Pippi Langstrumpf, Bibi Blocksberg und Harry Potter haben alle wundersame und teils magische Fähigkeiten und bewältigen damit ihre Lebensaufgaben und -krisen. Sie sind nicht nur äußerst erfolgreiche fiktive Lebewesen, sondern auch stärkende Begleiter im Alltag – Pippi und Bibi bei den Jüngeren und Harry Potter bei den Älteren sind in diesem Sinne zauberhafte Modelle.

Simon und der Kraftzauber

Eine Bekannte, die von meinem Beruf wusste, erzählte mir, ihr dreijähriger Sohn Simon wolle seit der Geburt seiner kleinen Schwester immer getragen werden. Bereits nach wenigen Metern Fußweg jammere er, er *könne* nicht mehr und *müsse* getragen werden. Sie verstehe seine Reaktion, und sowohl sie als auch sein Vater würden sich, so oft es geht, ganz gezielt um ihn kümmern. Dennoch würde es sie sehr erschöpfen, und sie fragte mich, ob ich da nicht mal »was zaubern« könnte.

Ich ging mit Simon in den nahen Stadtpark und sagte ihm, es gebe irgendwo bei den vielen Bäumen und Ästen einen ganz bestimmten Ast, wo er einen Zauberstab finden könne. »Und genau an diesem Ast, wo dein Zauberstab ist, passiert noch was ganz Tolles.« Der Junge ging mit mir auf die Suche und fragte immer wieder: »Ist es der, oder der?« Nach einer Weile sagte ich: »Simon schau mal, wie weit wir schon gelaufen sind. Kannst du noch weiter?« Simon nickte. So suchten wir noch ein ganzes Stück weiter, und als ich fand, dass wir lange genug gegangen waren, ließ ich mithilfe eines »Kraftzaubers« (siehe Seite 69) einen Zauberstab »erscheinen«.

Simon war begeistert vom Kraftzauber und wiederholte ihn noch mehrmals für sich.

»Ich kann das, ich kann das, ich schaff das, ich schaff das, ich glaub an mich!«

Simon wollte nun unbedingt zaubern lernen, und ich sagte ihm, dies sei erst mit sechs Jahren möglich.

Drei Jahre später traf ich Simons Mutter zufällig. Sie erzählte mir, dass Simon an seinem sechsten Geburtstag plötzlich gefragt habe: »Wie heißt die, die mit mir mal gezaubert hat? Ich bin jetzt sechs Jahre und will zaubern lernen!«

Das erlaubte Spiel mit Illusionen übt auf Groß und Klein einen großen Reiz aus. In den letzten Jahren rückte das Zaubern verstärkt in den Blickpunkt der Neurowissenschaften: »Zauberkünstler manipulieren seit Jahrhunderten die Wahrnehmung und Aufmerksamkeit der Zuschauer. Dabei haben sie intuitiv manche Erkenntnisse der modernen Neurowissenschaft vorweggenommen. Die kann auch heute noch von ihnen lernen« (Martinez-Conde u. Macknik 2009, S. 44).

2 Zaubern in Therapie und Pädagogik

2.1 *Therapeutisches Zaubern als besondere Form der Hypnotherapie*

Therapeutisches Zaubern ist eine Kombination aus Zaubern und Hypnotherapie. Beim Therapeutischen Zaubern geht es nicht nur um Spannung, Spaß, Ablenkung und Zerstreuung, sondern vor allem darum, mit dem Medium Zaubern das Hilfreiche in sich selbst und im Hier und Jetzt zu finden.

Mit dem Therapeutischen Zaubern können Menschen Wunder erleben. Diese Erfahrung ist eine Musterunterbrechung: Da passiert etwas, das sie bisher nicht für möglich gehalten haben.

Es entsteht wieder Hoffnung. Menschen erfahren konkret, dass sich Dinge verwandeln lassen.

Therapeutisches Zaubern verbindet Zauberkunststücke mit der Lösung von Aufgaben, Krisen und Problemen. Es lässt Lösungsbilder visuell wahr werden und macht Imaginationen und Vorstellungen erlebbar.

Der Lösungsknoten

Die Zaubertherapeutin hält ein rotes Seil waagerecht in den Händen, zeigt es den Zuschauern (die genaue Trickhandlung finden Sie auf Seite 58):

»Der rote Faden im Leben. Manchmal im Leben läuft alles glatt und manchmal gibt es einfach Probleme.«

Ein Knoten wird ins Seil geschlungen.

»Manchmal fühlt sich ein Problem an wie ein Knoten, manchmal hier, manchmal hier, manchmal hier …«

Die Zaubertherapeutin fasst sich nacheinander mit der Hand auf den Bauch, auf das Brustbein, den Hals und die Stirn.

»… wenn man nichts macht, dann kann es sein, dass das Problem größer wird.«

Ein zweiter Knoten wird hinzugefügt.

»… und wenn man immer nur auf das Problem schaut und auf das Problem schaut, dann sieht man das, was gut läuft im Leben, immer weniger und weniger …«

Ein Fadenende wird durch die untere Schlaufe und danach durch die obere Schlaufe geführt. Die Zaubertherapeutin zeigt auf das kurze Fadenende.

»… und wenn das Problem ganz besonders gut ist, darf es jeden Tag schon mit am Frühstückstisch sitzen …«

Knoten präsentieren und Pause machen, also Zeit lassen zum Überlegen (Wie ist es denn bei mir?) oder, wie Milton H. Erickson sagen würde, Zeit geben, um Suchprozesse im Gehirn auszulösen.

»… und wenn das Problem noch besser ist, darf es auch noch jeden Tag beim Mittagessen dabei sein …«

Pause.

»… und wenn das Problem obergenial ist, darf es jeden Abend mit ins Bett.«

Pause. Die Zaubertherapeutin lässt die Hand mit dem Seil sinken und nimmt das Seil ganz dicht zu sich.

»Und weil hier alles anders ist, schauen wir auf das, was schon gut läuft. – Wann läuft es denn bei Ihnen ganz gut? In welchen Situationen geht es Ihnen gut?«

Die Zaubertherapeutin fokussiert die Wahrnehmung des Klienten, indem sie ihn mit dem Finger über das Seilende streichen lässt, während dieser spricht:
»Gut läuft es wenn …«

»… und wann läuft es denn noch ganz gut?«

Die Zaubertherapeutin lenkt die Aufmerksamkeit auf das andere Fadenende, der Klient sagt wieder, wann es bei ihm gut läuft. Die Zaubertherapeutin zieht das Fadenende etwas länger, der Knoten wird kleiner.

»… und am tollsten wäre es, wenn Sie dann sagen könnten: Ich hatte mal dieses Problem!«

Die Zaubertherapeutin schwingt die Arme nach hinten über den Kopf, zieht dabei an den Seilenden, der Knoten verschwindet und die Zaubertherapeutin präsentiert das Seil ohne Knoten.

»… und darum geht es hier: auf das zu schauen, was Ihnen guttut und was Sie stärkt!«

Therapeutisches Zaubern verwandelt: Aus dem Problemkind wird ein Zauberkind, aus der Problemfamilie eine Zauberfamilie.

Mit dem Lösungsknoten zum Beispiel wird auf spielerische Art sichtbar gemacht: Wenn das Problem im Mittelpunkt steht, tritt es nach vorne und wird größer, und gleichzeitig tritt das, was gut läuft, in den Hintergrund und wird kleiner. Hypnotherapeutisch bedeutet dies: Das, worauf ich meine Aufmerksamkeit richte, das wächst.

Der Lösungsknoten ist eine humorvolle, wohlwollende Präsentation, bei der Menschen sich wiedererkennen. Durch die konkrete Visualisierung in diesem Zauberkunststück entdecken sie von sich aus ihre Verhaltensmuster, und sie können die Entscheidung treffen, diese Muster zu verändern und den Blick auf ihre positiven Seiten zu richten.

Therapeutisches Zaubern enthält viele Elemente aus der Hypnotherapie nach Milton H. Erickson, die wiederum ihre Wurzeln in der ganzheitlichen, rituellen Heilkunst der Hypnose hat. Die Hypnotherapie beeinflusst gezielt unbewusste und unwillkürliche Prozesse mit verbaler und nonverbaler Kommunikation.

Therapeutisches Zaubern ist ein faszinierendes Medium, um mit Kindern, Jugendlichen und Erwachsenen in Kontakt zu kommen, in magischer Atmosphäre Lösungsprozesse in Gang zu setzen und gerade in sehr belasteten Situationen eine gute, erfolgreiche Zusammenarbeit zu erreichen.

Durch die wunderbar magische Atmosphäre wird das innere Wesen eines Menschen angesprochen. Beim Zaubern wird die Zauberin für ihr Können bewundert. Beim Therapeutischen Zaubern dagegen entsteht das Wunder immer in der Interaktion zwischen therapeutischer Zauberin und den Bezauberten: Das Zauberkunststück gelingt zum Beispiel nur, wenn ein Kind mit seiner »magischen Zauberpuste« mithilft. Es berührt mich sehr, wenn Kinder sagen: »Gell, du hättest das alleine nicht geschafft, ich hab dir mit meiner Zauberpuste geholfen!«

Ziel ist die Stärkung des Klienten, ihm bei seinem eigenen therapeutischen Prozess zu helfen. Therapeutisches Zaubern bietet Unterstützung und Halt im Erlebensprozess des Klienten.

2.2 Hypnotherapeutische Elemente im Therapeutischen Zaubern

Pacing, Rapport und Leading

Das rote Rennauto

Bei einer Fortbildung zeigte Peter Nemetschek in seiner Kontaktaufnahme zu einem Kind mit hyperaktivem Verhalten, wie Pacing und Leading gelingen kann. Nach der Begrüßung fragte er:

»Wenn du ein Auto wärst, wärst du wahrscheinlich ein superschneller Flitzer, was wärst du denn für ein Auto?« »Ein Ferrari.« »Ein toller Flitzer. Und welche Farbe hätte dieser Flitzer?« »Rot.« »Wie viel PS hat dieses Auto dann?« »200.«

Danach fachsimpelten die beiden ein wenig über Daten und Fakten und technische Raffinessen. Ein »Rapport« (Kontakt) war entstanden.

»Hast du schon mal beobachtet, wie gut so ein Ferrari-Fahrer auf seine Karosserie aufpasst?«

»Und weißt du, was für gute Bremsen er hat, damit er bremsen kann, wenn er so schnell ist?«

»Du bist wie so ein toller Ferrari, aber: Bremsen wie ein labbriges Fahrrad! Wir arbeiten jetzt gemeinsam daran, dass du echte Ferrari-Bremsen bekommst!«

Nach diesem Pacing war das Kind bereit, sich leiten zu lassen, ein Leading war möglich.

Pacing bedeutet Kontaktaufnahme in dem Sinne, dass ich mich ganz auf einen anderen Menschen einstelle. Ich gehe sozusagen ein Stück mit ihm und begleite ihn, indem ich mich ganz auf seine Schrittlänge und seine Schrittfrequenz einstelle.

In dem Beispiel oben hat Nemetschek im Rennauto ein Bild aus der Welt des Jungen gefunden. Nemetschek schafft mit seinen Fragen eine Art Gleichschritt, ihre Vorstellungen werden ähnlich, man könnte auch sagen: synchronisiert – so, wie ein Getriebe nur etwas leisten kann, wenn die Zahnrädchen synchronisiert sind und ineinandergreifen können. Beim Pacing werden verbales und nonverbales Kommunikationsverhalten und die Charakterstruktur des Klienten aufgegriffen und genutzt (vgl. Revenstorf 2009, S. 60).

Mit jemandem so in Kontakt zu treten, ermöglicht einen vertrauensvollen, zugewandten, tiefen Kontakt – einen Rapport. Wenn Menschen im Rapport sind, sind sie »in einer Welt«, und es entsteht ein reger Austausch. Nemetschek »fachsimpelte« mit dem Jungen, dieser fühlte sich offensichtlich wohl. In gutem Rapport fühlen sich Menschen angenommen und so sicher, dass sie die Anregungen des Therapeuten annehmen und gemeinsam neue Ressourcen entdecken können. Dann ist ein Leading im Sinne einer positiven Anregung möglich.

Beim Zaubern tauchen vor allem Kinder ganz besonders gerne in diese magische Welt der Wunder ein. Zaubern ist eine intensive, gemeinsam neu erlebte Welt, in der Probleme zauberhaft gelöst werden. Fähigkeiten und Lösungen stehen im Mittelpunkt.

Dabei stellt sich die Zaubertherapeutin mit dem Zauberkunststück ganz auf die Welt des Klienten ein. Die Zaubergeschichte und Präsentation eines Kunststückes ist ganz auf die individuelle Situation jedes einzelnen Klienten in seiner Lebenssituation bezogen (Pacing). Während eines Zauberkunststücks werden die Klienten einbezogen mit ihren Bedürfnissen und Ideen, mit ihrer Kreativität und Fantasie. Bei diesem gemeinsamen Zaubern entsteht ein Kontakt (Rapport) als Basis, sodass man sich auf Veränderungen durch Leading einlassen kann.

Zauberhaftes Pacing

Der zehnjährige Daniel wird von seiner Mutter in meine Praxis »geschleift«, stellt sich sofort in eine Ecke und dreht mir den Rücken zu.

»Sehen Sie, so ein bockiger Kerl ist Daniel immer.«

»Frau Müller, das ist ein ganz normales Verhalten! Für mich wäre es nicht normal, wenn ein Kind in eine Therapie kommt und sagt: ›Juhu, ich freue mich, dass ich hier bin!‹

Wissen Sie, bei mir ist alles anders: Bei mir wird gezaubert.«

Ich nehme das rote Seil in die Hand und zeige den »Lösungsknoten« (Beschreibung des Zauberkunststücks auf Seite 58) mit den Worten:

»Bei mir geht es nicht darum, auf die Probleme zu schauen, und *wieder* auf die Probleme, und *wieder* auf die Probleme, sondern auf das zu schauen, was schon gut läuft, was Daniel gut kann, was er gerne macht.«

Der Knoten wird dabei immer ein wenig kleiner. Daniel dreht den Kopf und »spickelt«. Beim »Wegwerfen des Knotens« sage ich:

»Schön wäre es, wenn Sie bald sagen könnten: ›Wir *hatten* mal ein Problem.‹«

Daniel dreht sich um und sagt: »Ach, so ein kleiner Copperfield[2] wohl!« Ich antworte: »Ja, so ein kleiner Copperfield wohl.«

2 David Copperfield ist ein Magier, der weltweit auftritt.

Dann kommt er auf mich zu und hält die Hand hin: »Kann ich auch mal probieren?« Und ich gebe ihm das Seil in die Hand. Er macht einen Knoten nach dem anderen und zieht am Seil, der Knoten bleibt (natürlich) drin. Dann hält er mir das Seil hin und sagt: »Zeig's mir!«

»Ja gerne, nächste Stunde.«

Daniel kommt zur nächsten Stunde wieder, und ein guter therapeutischer Kontakt entwickelt sich.

Was für die Mutter eine positive Umdeutung sein mochte (»Ihr Kind ist nicht bockig, sondern normal!«), war für den Jungen ein Pacing, denn aus seiner Situation gesehen schien mir sein ablehnendes Verhalten verständlich. Er erfuhr jedoch wider Erwarten keine Ablehnung, sondern Verständnis und Akzeptanz, sein ablehnendes Verhalten wurde als normale Reaktion gedeutet. »Ich verstehe dich und ich lasse dich so, wie du bist!« Und weil das Medium Zaubern für ihn so attraktiv war, siegte seine Neugier über die Abwehr, und er wandte sich mir zu.

Trance und magische Atmosphäre

Die Hypnotherapie ist eine »Methode, die Aufmerksamkeit auf bestimmte Erlebnis- und Erfahrungsbereiche zu richten. […] Ihre Besonderheit mag […] darin gesehen werden, dass die gemeinsame Planung in der Hypnotherapie darauf abzielt, auf förderliche Bedeutungszusammenhänge wie Lösungsperspektiven, Ressourcenaktivierung, Stärkung von Persönlichkeitsanteilen, Erweiterung von Handlungsalternativen […] zu fokussieren« (Holtz u. Mrochen 2005, S. 16).

Hypnotherapeutische Trance bedeutet, hoch konzentriert und fokussiert einen bestimmten Erlebensbereich wahrzunehmen: Die Außenwelt ist dabei wie ausgeblendet.

Beim Zaubern entstehen spielerisch leicht wunderschöne Stimmungen, in denen sich Menschen ganz losgelöst und befreit von sonstigen Zwängen erleben. Sie sind »wie in Trance«.

Ein Zauberer ist ein Schauspieler, der das Zaubern spielt. Es ist diese Hingabe in eine Situation und an ein Zauberrequisit, das im Geiste der therapeutischen Zauberin bereits verwandelt ist. Ein Seil wird nicht einfach aus der Tasche gezogen, es erscheint langsam.

Therapeutisches Zaubern nutzt eine gezielt »verwandelte« Art zu sprechen und setzt bewusst Pausen; so werden Suchprozesse beim zu Bezaubernden ausgelöst. Es braucht Empathie und Intuition.

»Das Zauberkunststück tritt in den Hintergrund und die Metapher, bzw. die therapeutische Geschichte, in den Vordergrund. Dadurch werden, psycho-physiologisch gesehen, fokussierte Aufmerksamkeitszustände hervorgerufen, die man als *Trance* bezeichnen kann« (Neumeyer 2008, S. 177).

Man unterscheidet zwischen Problemtrance und Lösungstrance. Die Problemtrance entsteht aus Erlebnissen, die als schmerzhaft und beeinträchtigend erlebt wurden. Sie begleiten die betroffenen Menschen in ihrem Leben und tauchen immer wieder auf. Menschen in Problemtrance orientieren sich nur am Misserfolg und geraten dadurch immer weiter in die Enge von Angst und Ohnmacht. Sie fühlen sich »wie gelähmt« und sehen keinen Ausweg mehr aus ihrer schwierigen Situation.

Eine Problemtrance kann durch eine bestimmte Situation ausgelöst werden. So kann es sein, dass ein Kind, wenn es »Mathe« hört, augenblicklich in einen belasteten physisch-psychischen Zustand gerät, blass wird und Herzrasen bekommt.

Manchmal ist es in der Therapie ein langer und anstrengender Weg, aus einer Problemtrance herauszukommen.

Zaubern als Befreiung aus der Problemtrance

Leon ist zwölf Jahre alt und besucht das Gymnasium. Er hasst Mathe. In der Zaubergruppe lernt er ein Zauberkunststück mit Zahlen. Er führt diesen Zahlenzauber seinem Mathelehrer vor. Dieser ist beeindruckt und will sofort wissen, wie es geht.

Aber Leon, ein ehrenhafter Zauberlehrling, verrät das Trickgeheimnis nicht.

Ein paar Wochen später erzählt Leon in der Zaubergruppe, er habe jetzt bessere Noten in Mathe. »Was glaubst du, woran es liegt?«, frage ich.

»Ich glaube, ich bekomme einen Zauberbonus«, sagt Leon stolz.

Bei seinem Zauberkunststück musste Leon rechnen. So konnte er seinen Mathelehrer verblüffen, und das freute den Jungen sehr. Der Mathelehrer sah nun in Leon nicht nur den schlechten Matheschüler, sondern einen Jungen mit geheimnisvollen Fähigkeiten. So wurde das alte Muster durchbrochen, und es gelang der Einstieg in die Mathe-Lösungstrance.

Gerade bei Kindern mit einer Mathematik-Aversion erlebe ich Zahlen-Zauberkunststücke als äußerst wertvoll und hilfreich: Für viele Kinder sind diese Zahlenzaubereien eine hohe Motivation, sie üben und trainieren und erleben sich bei jeder Präsentation selbstwirksam und erfolgreich, nicht nur in der Schule, sondern auch bei Verwandten und Freunden.

Eine Lösungstrance ist das Gegenteil von der Problemtrance: Sie stärkt das Selbstvertrauen durch Fokussierung auf positive Erfahrungen und ermöglicht eine konstruktive Auseinandersetzung mit schwierigen Situationen. Das Therapeutische Zaubern induziert Lösungstrancen. »Für Erfolg in Therapie und Beratung ist es besonders relevant, ob die ›Trance‹ einen wichtigen Unterschied einführt in die bisher problemstabilisierenden Muster« (Schmidt 2005, S. 17).

Metaphern

Metaphern sind Wörter und Sätze, die eine übertragene Bedeutung beschreiben. Zwischen der bezeichneten Sache und der Metapher besteht Ähnlichkeit. Im alltäglichen Gebrauch sind uns viele Metaphern gar nicht bewusst: So hat ein Stuhl eigentlich keine »Beine« (sonst würde er womöglich davonlaufen!) oder wir sagen: »Ich bin da in eine Sackgasse geraten«, und jeder versteht dieses Bild. Kinder lieben Metaphern, sie denken viel in Bildern und erobern sich über gestaltendes Spiel einen Großteil ihrer Fähigkeiten. Metaphern als Bildwörter und Bildsätze sind anschaulich und verdeutlichen Zusammenhänge. Sie erlauben eine eigene Interpretation und lassen jedem die Freiheit, das Bild auf der Basis seiner eigenen Lebensgeschichte zu interpretieren und mit der ganz konkreten Situation in Verbindung zu bringen.

In der Kinder- und Jugendpsychiatrie und -psychotherapie werden Metaphern vielfältig eingesetzt. Forschungsarbeiten über den Nutzen von Metaphern unterstreichen ihre Bedeutung: »Alle Berichte erachteten die Metapher als erfolgreiches Kommunikationsmittel, das eine therapeutische Veränderung anscheinend auf angenehme und fantasievolle Weise vermittelt« (Mills u. Crowley 1996, S. 61).

Positive Metaphern bekommen in therapeutischen Zauberkunststücken eine tragende Rolle. Sie werden noch ansprechender und anregender durch die konkrete Visualisierung. Es gibt den roten Faden im Leben, sich auflösende Knoten in Seilen, Zaubergeister, die Kraft und Energie darstellen, und dergleichen mehr.

Der rote Faden

Eine Mutter lernte in der Beratung den »Lösungsknoten« (siehe Seite 58) mit dem »roten Faden im Leben« kennen. Ganz ergriffen fragte sie staunend:

»Da steckt eine Botschaft drin ... Kann ich den roten Faden mitnehmen? Wir haben zurzeit nämlich keinen roten Faden im Leben! Ich leg ihn mir auf den Küchentisch, vielleicht hilft das ja!«

Autosuggestionen

Suggestionen sind in unserem Alltag allgegenwärtig. Wir finden sie perfekt und bewusst eingesetzt in der Werbung. Alle Erfahrungen und Erlebnisse beeinflussen, wie wir mit uns umgehen und wie wir über uns selbst denken. Hört ein Mensch im Alltag regelmäßig Aussagen wie »Dauernd passiert dir was Schlimmes!«, wird seine eigene innere Stimme ihm etwas Ähnliches einflüstern. Negative Suggestionen können uns ängstigen, verunsichern, blockieren und Lösungen verhindern. Positive Suggestionen bestärken und beruhigen.

Therapeutische Prozesse *verändern* die Eigenwahrnehmung und Eigensteuerung. Sie wirken auf die Autosuggestionen eines Menschen und machen Lösungen möglich.

Beim Therapeutischen Zaubern wirken ritualisierte Aussagen zusammen mit dem Bild, dem Handlungsablauf und der magischen Atmosphäre als Suggestionen. Diese können die Autosuggestionen eines Menschen ergänzen und verändern – und zwar umso mehr, wenn dieser Mensch mit seiner ganzen Wahrnehmung und seinen Gefühlen »dabei« ist. Spielerisch können so neue »Formeln« entstehen, welche die eigene Stärke unterstützen. Im Therapeutischen Zaubern sind das die »Zauberworte«. Beim Zauberkunststück »Die Feenrakete« (siehe Seite 82) helfen die Worte: »Wenn ich etwas will, wenn ich etwas wirklich will, was ich schaffen kann, dann werde ich es schaffen!«

- »Der Kraftzauber« (siehe Seite 69) enthält die Zauberworte: »Kraft, Kraft, Kraft, ich schaffe es, ich schaffe es, ich schaffe es! Ich glaub an mich, ich glaub an mich, ich glaub an mich!«
- Und der »Mutzauber mit Fridolina« (siehe Seite 54) stärkt mit: »Mut, Mut, Mut, du tust mir gut!«

Manchmal »verordne« ich diese Zauberworte als »Medizin«: Es gibt dann ein »Zauberrezept«, zum Beispiel ein Herz, auf das die Zauberworte geschrieben sind. Dreimal täglich, drei Wochen lang soll man sich die wohltuenden Worte »auf der Zunge zergehen« lassen.

Statt eines Beipackzettels wird diese wundersame »Medizin« beim Therapeutischen Zaubern zusammen mit einer Visualisierung und mit einem konkret greifbaren Gegenstand wie zum Beispiel einem Stück roten Faden oder Seil »verschrieben«.

Reframing

Wird in einer Therapie gezaubert, verwandelt sich die Therapie im Erleben des Kindes in eine Zauberstunde. Dadurch wird das

Erleben der Therapie für das Kind in einen anderen Rahmen gestellt. Das Kind kommt zum Zaubern und nicht zur Therapie.

Reframing mit dem Lösungsknoten

Eine Psychotherapeutin berichtete in der Supervision über ihre Erfahrungen mit dem Lösungsknoten (siehe Seite 58). Sie hatte das Zauberkunststück in einer Müttergruppe vorgeführt, dabei hatte eine Mutter sehr betroffen, fast verzweifelt reagiert: »In meinem Leben gibt es keinen roten Faden, ich habe keine klare Linie, mal habe ich das und dann wieder was anderes gemacht!«

Alle Teilnehmerinnen sollten ein Stück des »roten Fadens« als »Anker« mit nach Hause bekommen. Bei näherer Betrachtung entdeckte eine Mutter: »Dieses rote Seil ist ja aus ganz vielen einzelnen Fäden und Strängen geflochten.« Mit dieser Umdeutung konnte auch die Mutter ohne klare Linie im Leben zufrieden ihren roten Lebensfaden als Anker mit nach Hause nehmen.

Transformation – Zauberhafte Verwandlung

Der Satz »Bei mir ist alles anders, hier wird gezaubert!« macht erst mal neugierig und lenkt ab. Die Wahrnehmung wird auf das Zaubern ausgerichtet. Zaubern eröffnet eine andere Welt, eine Welt der Wunder. Bereits beim Erstkontakt entstehen dadurch Leichtigkeit und eine positive Atmosphäre.

Für Kinder bis etwa zehn Jahre habe ich ein spezielles Ritual entwickelt: »Die Erweckung der inneren Zauberkraft«. Mit diesem Ritual werden Kinder vom Problemkind zum Zauberkind »verwandelt«. Dadurch werden belastende Muster und negative Autosuggestionen unterbrochen. Das Kind erfährt sich dann nicht mehr als schwierig, sondern als selbstwirksam und kompetent.

Ein Mädchen, das lange in der Schule nicht gesprochen hat, sitzt in dieser Rolle als »die, die eh nix sagt« fest. Zu Hause tritt sie selbstbewusst auf und zeigt gute sprachliche Kompetenzen.

In der Schule bleibt sie in ihrer definierten Rolle als Schweigerin.

Um aus dieser Problemfixierung »auszusteigen«, arbeite ich mit dem Ritual »Die Erweckung des inneren Zauberers« (siehe Seite 52).

Zauberhafte Verwandlung der ganzen Familie

Bei der Verwandlung eines Kindes vom »Sorgenkind« zum Zauberkind kommt das Familiengefüge neu in Bewegung. »Nie hätte ich geglaubt, mein Kind könnte einmal irgendetwas machen, wofür es Applaus bekommt!«, sagte eine Mutter mit Tränen in den Augen nach einem Zauberauftritt.

Wenn sich in einem Familiensystem ein Mitglied verändert, bedeutet das immer auch eine Veränderung für alle. Alle müssen sich umstellen, sich neu positionieren, ihren Platz in der Familie neu finden.

So bewarf bei einer Zauberaufführung der jüngere Bruder seinen zaubernden älteren Bruder mit Bauklötzen. Es war ungewohnt für ihn, dass der große Bruder plötzlich positiv im Mittelpunkt stand.

In manchen Familien bleibt durch den klar definierten Symptomträger (zum Beispiel einen Schulverweigerer) das eigentliche Problem (zum Beispiel ein Ehekonflikt) im Hintergrund. Das Symptom ermöglicht den anderen Familienmitgliedern, in der Haltung »Wir müssen uns nicht verändern« zu bleiben. In der systemischen Arbeit mit Familien fragt der Hypnotherapeut Siegfried Mrochen deshalb die einzelnen Familienmitglieder, ob sie eine Veränderung erlauben, zum Beispiel: »Erlaubst du deinem Bruder, dass er ab jetzt immer in einem trockenen Bett aufwachen kann?«

Die Übertragung der Verwandlung vom Problemkind zum Zauberkind auf das ganze System ist entscheidend für den Erfolg der Zaubertherapie. Aus der Problemfamilie wird eine Zauberfamilie. In jeder Einzelbehandlung oder Therapie mit Kindern, in der gezaubert wird, sollten erst die Eltern darauf vorbereitet und mit ins Boot geholt werden.

Dazu fällt mir das Zitat von Steve de Shazer »Simple, but not easy …« ein. Es reicht nicht aus, Eltern nur sachlich über das Zaubern zu informieren. Eltern brauchen genauso wie ihr Kind eine positive Vision, damit sie das Kind in seiner neuen Erfahrung begleiten und unterstützen können. Dazu bekommen sie eine kleine Einführung ins Zaubern als ideales Medium in einer Therapie. Sie sollen mit Neugier und Begeisterung nach Hause gehen. Gibt es Geschwister, werden diese selbstverständlich mit einbezogen.

Werden Eltern nicht beteiligt, kann es zu folgender Situation kommen: Das Kind kommt aus der Logopädiestunde nach Hause und berichtet begeistert: »Ich habe heute gezaubert!« Die Mutter reagiert entsetzt: »Du sollst doch Sprechübungen machen und nicht zaubern!« In der darauffolgenden Stunde lehnt das Kind das Zaubern vielleicht ab, oder es erzählt in Zukunft zu Hause nicht mehr vom Zaubern. Dadurch gerät das Kind in einen Loyalitätskonflikt. Hier gelingt es kaum mehr, die Familie in eine Zauberfamilie zu verwandeln.

2.3 Besondere Elemente des Therapeutischen Zauberns

Zauberworte – Kommunikation beim Therapeutischen Zaubern

Zaubern ist Kommunikation im Sinne eines Dialogs zwischen Vorführenden und Zuschauern und so auch geeignet, die Kommunikation zwischen Therapeutin und Klient oder Patient zu erleichtern und in festgefahrenen Beziehungen neue Wege zu finden.

Beim Therapeutischen Zaubern sollen die Worte zu den Zauberkunststücken »die Seele des Klienten berühren«. Wenn das passiert, wirken Zauberkunststücke besonders förderlich. Die Zaubertherapeutin setzt dazu gezielt und bewusst ihre Sprache ein. Körperhaltung, Gestik und Mimik, Modulation und Sprechtempo werden empathisch den Bedürfnissen jedes einzelnen Klienten angepasst und je nach Situation variiert. Dasselbe Kunststück braucht bei einem Jugendlichen andere Worte als bei einer erwachsenen Frau.

Eine Entspannungsübung aus dem Schauspieltraining kann ganz ruhig und langsam mit wenigen Worten begleitet werden, die Präsentation eines Zauberkunststücks dagegen kann schnelle und langsame Passagen und wohlgesetzte Pausen haben. Pausen sind dabei ein starkes Gestaltungsmittel: Sie ermöglichen Innehalten und Fokussieren und geben dem Klienten Raum und Zeit zu reflektieren.

Zauberworte sind positive Formulierungen, sie benennen, was ist oder sein soll, statt was *nicht* ist oder *nicht* sein soll. Mit »Nicht«-Sätzen sagen wir, was jemand *nicht* tun soll (»Geh nicht auf die Straße!«). Wir sagen nicht, was jemand stattdessen tun soll (»Geh auf dem Gehweg!«).

Oskar, der Friedensstifter

Oskar hatte massive Probleme im Umgang mit Gleichaltrigen. Er schien Kontakt nur in der Form aufnehmen zu können, andere zu »ärgern«. Er schubste, rempelte, eckte an, um wahrgenommen zu werden. Im Laufe der Therapie gewann er Einsicht in sein Verhalten und kam schließlich mit dem Satz: »Ich möchte die anderen *nicht mehr ärgern*!« Gemeinsam überlegten wir, was er denn dazu tun könnte, und wir fanden einen Satz, der dem Jungen ein positives Bild gab und den er mochte: »Ich möchte Friedensstifter sein!«

Verzauberung erleben oder selbst zaubern können

Beim Therapeutischen Zaubern kann zwischen passivem und aktivem Zaubern unterschieden werden. Wer »bezaubert« wird, erlebt das passive Zaubern, erfährt das Trickgeheimnis jedoch nicht. Dabei bleiben Klienten nicht passiv – im Gegenteil: Sie werden in das Zaubergeschehen einbezogen. Sie halten das Seil, arbeiten gestisch mit, sprechen Zaubersprüche und Formeln für Stärke und Kraft oder machen die Verwandlung mit ihrer Zauberpuste erst möglich.

Besonders bei Vorschulkindern und Erwachsenen ist das passive Zaubern von großer Bedeutung. Vorschulkinder sind in ihren Fähigkeiten noch nicht weit genug entwickelt, um die Trickgeheimnisse zu verstehen und Zaubergeheimnisse für sich zu bewahren. Im Kindergarten ist aktives Zaubern für die sogenannten »Schulkinder« ab dem sechsten Lebensjahr möglich. Viele Erwachsene lieben am passiven Zaubern die Geschichte, das Märchen, den Zauber.

Beim aktiven Zaubern werden Klienten in das Trickgeheimnis eingeweiht. Durch das Erlernen von Zauberkunststücken werden viele Fähigkeiten und Fertigkeiten gefordert und gefördert. Wer aktiv zaubert, weiß von den Zauberregeln und kann vor allem die Zaubergeheimnisse bewahren.

Das aktive Zaubern übt vor allem auf Schulkinder und Jugendliche eine große Faszination aus. Sie lieben das Ergründen und Bewahren von Geheimnissen, das Gefühl, Teil einer besonderen, magischen Gemeinschaft, einer Art Geheimbund zu sein. Beim aktiven Zaubern werden eigene Fähigkeiten entdeckt und weiterentwickelt. Es macht ihnen Freude, mal die Machtverhältnisse umzudrehen und »mehr« zu wissen oder zu können als der Vater oder die Lehrerin. Auch Erwachsene profitieren vom aktiven Zaubern. Beispiele dazu finden sich in den Abschlussarbeiten der zertifizierten Zauberlehrlinge.

Der Zauberauftritt

Die Krönung des aktiven Zauberns ist ein Zauberauftritt. Der Zauberlehrling präsentiert seine magischen Fähigkeiten vor einem ausgewählten Publikum. Dieser Zauberauftritt ist bedeutsam, es passieren regelrechte Wunder:

Allein schon das Wort »Auf*tritt*« drückt Kraft und Präsenz aus: »Ich *trete* auf.« Dazu braucht es eine gewisse Ichstärke und Selbstsicherheit.

Auf der Bühne, im Licht, im Mittelpunkt der Aufmerksamkeit zu stehen ist ein sehr faszinierendes Erlebnis. »Die größte Droge ist Anerkennung«, sagte Mirko Slomka als Coach von Hannover 96 einmal. Anerkennung und Wertschätzung sind für alle Menschen lebensnotwendig. Manchmal braucht es den Auftritt, damit die Stärken ans Licht kommen. Gerade die Zauberei weiß um die sogenannte *Veränderungsblindheit*: Die menschliche Wahrnehmung lässt sich leicht täuschen, und das wird in vielen Zauberkunststücken genutzt. Dem Zuschauer entgehen Veränderungen einer Szene nach einer kurzen Unterbrechung (vgl. Martinez-Conde u. Macknik 2009, S. 44).

So merken Eltern oft nicht, dass ihr Kind z. B. heute extra die schmutzigen Schuhe vor der Türe abgestellt hat, und das Kind bekommt für sein positives Verhalten keine Anerkennung und ist nicht mehr motiviert. Beim Zauberauftritt *kann* das Positive gar nicht übersehen werden.

Das Kind bekommt Applaus! Die Suche nach Anerkennung und Wertschätzung ist eine starke Triebfeder, sodass fast alle Kinder den Zauberauftritt lieben und unbedingt mitmachen wollen, selbst wenn sie ansonsten sehr zurückhaltend sind.

Der Security-Man

Doris Besdiak schrieb in ihrer Abschlussarbeit zur Zauberausbildung über ihre Zaubergruppe in einer Kinder- und Jugendpsychiatrie. Am Ende dieses Projekts sollte ein Zauberauftritt stehen. Die Kinder arbeiteten gerade tüchtig darauf hin, als ein weiterer Junge in die Gruppe kam. Dieser wollte sofort mitmachen und auch beim Auftritt mit dabei sein, aber die anderen Kinder lehnten dies ab. Sie sagten, er könne das alles noch nicht. Da hatte der Junge die Idee, er könne ein »Security«-Mitarbeiter sein. Er verkleidete sich, und mit Frau Besdiak zusammen gestaltete er ein Plakat für die Tür: Es ließ die Zuschauer wissen, dass der »Security-Mann« sie korrekt platzieren würde. Er machte seine Arbeit gewissenhaft und gab der Veranstaltung so einen überaus bedeutsam-feierlichen Charakter.

Dabei zu sein und seinen Auftritt zu haben war eine große Anerkennung für ihn – und die Zaubertherapeutin war glücklich, diesen hoch motivierten Jungen seinen Ideen entsprechend am Applaus teilhaben lassen zu können.

Das gemeinsame Erleben in einer Zaubergruppe erhöht die Motivation für den Zauberauftritt und schafft schon im Vorfeld wundersame Veränderungen. Wenn ich auftreten möchte, muss ich mir meiner selbst bewusst werden. Wie stehe ich, wie bewege ich mich, wie spreche ich, wie wirke ich, welche schönen Seiten kann ich an mir entdecken und den anderen zeigen?

Jeder Zauberlehrling versucht, das Beste von sich zu geben.

Gepflegte Nägel

Ein Jugendlicher, der sich aus einer »Null-Bock-Haltung« heraus nur wenig pflegte, hatte großen Spaß am Zaubern und lernte mit viel Fingerfertigkeit einige Zauberkunststücke. Weil ihm dabei alle so auf die Hände schauten, fielen ihm einmal plötzlich selbst die langen Fingernägel mit schwarzen Rändern auf.

Vor weiteren Zauberpräsentationen wusch er sich ab da regelmäßig die Hände und pflegte seine Fingernägel.

Im Licht zu stehen und gesehen zu werden, das hatte ihn angeregt, mehr auf sich zu achten. Er war es sich nun doch wert, sich zu pflegen.

Manche Kinder und Jugendliche verändern sich bereits durch ein einziges Requisit und treten dann freier und selbstsicherer auf. Ein Zaubermantel oder ein Zauberstab bringt überraschende Gestik, Mimik und Körperhaltungen hervor.

Ein Arzt der Kinder- und Jugendlichenpsychiatrie sagte nach dem Auftritt meiner Zaubergruppe in der Psychiatrieschule: »Ich kann's nicht glauben! Sind diese Kinder, die da so selbstsicher auftreten, wirklich *unsere* Kinder?«

Das Besondere daran ist, dass das »Problemkind« seine Familie zu seinem Auftritt einlädt. Das bisher schwarze Schaf der Familie präsentiert sich heute als Gastgeber und Star!

Das schwarze Schaf

Kevin wuchs in einer Patchworkfamilie auf und hatte viele wechselnde Bezugspersonen. Als »schwarzes Schaf« der Familie fiel er durch Konzentrationsschwierigkeiten und soziale Kontaktprobleme auf. Kevin lernte das Zaubern in der psychotherapeutischen Einzeltherapie bei seinem Arzt Amir Djawadi, der sich zum Zaubertherapeuten ausbilden ließ.

Als Kevins großer Tag mit dem Zauberauftritt gekommen war, rief die Mutter drei Stunden vor dem vereinbarten Termin an, um zu sagen, dass sie nicht kommen könnte, da sie unerwartet arbeiten müsse. Stattdessen könne aber ihr Mann (Kevins Stiefvater) kommen. Kevin weigerte sich und wollte eine Terminverlegung. Er wollte, dass beide, Mutter und Stiefvater, zum Auftritt kommen konnten! Kevin wollte vermutlich erleben, dass Mutter und Stiefvater stolz auf ihn sein können.

Abrakadabra

Eine andere Ausbildungsteilnehmerin berichtete mir von einem besonderen Zauberauftritt. Mit einem vierjährigen Mädchen mit stark gehemmtem Sprachverhalten hatte sie kleine Bastelzauberkunststücke eingeübt. Zehn Familienmitglieder waren in ihre Praxis gekommen, um den Zauberauftritt des neugeborenen Zauberkindes zu sehen. Alle hörten mit großem Erstaunen und mit Rührung, wie das Mädchen bei seinem Zauberauftritt wunderbar sprechen konnte. Dazu fällt mir der Zauberspruch Abrakadabra ein, der in der Übersetzung aus dem Aramäischen folgende Bedeutung hat: »Ich erschaffe, während ich spreche« (vgl. Lammers 2008, S. 67).

Im therapeutischen Sinne gelungen ist ein Zauberauftritt, wenn eine lebensbejahende, unterstützende Stimmung entstehen kann, wenn die »Zauberer« die Zuschauer in das Geschehen einbeziehen und so ein gemeinsames freudiges Erleben entsteht.

Schauspieltraining

Das Schauspieltraining ist ein wesentlicher Bestandteil des Therapeutischen Zauberns. Wenn Therapeuten in einer Behandlung Bewegungs- und Körperübungen einbeziehen möchten, ist das

Schauspieltraining im Rahmen des Therapeutischen Zauberns ein gutes Medium.

Lockerungsübungen

Ein fünfjähriger Junge mit einer Halbseitenlähmung wurde in meiner Praxis für klinische Hypnose vorgestellt: Die Familie wünschte sich Hypnose, damit der Junge selbstbewusster und vor allem wieder fröhlicher würde. Nico leide sehr darunter, dass seine kleine Schwester »alles viel besser könne«. Nico sei klug und verbal fit, komme aber bei allen Bewegungsspielen, beim Malen und Basteln und bei vielen alltäglichen Verrichtungen wie zum Beispiel beim Anziehen und Essen ins Hintertreffen. Bevor er es geschafft habe, sich Saft einzuschenken, habe seine kleine Schwester ihr Glas bereits leer getrunken.

Ich machte den Vorschlag, mit Nico zu zaubern. Die Familie konnte sich gut darauf einlassen, nachdem sie erfahren hatten, dass das Therapeutische Zaubern eine Kombination aus Zaubern und Hypnotherapie ist und für Kinder einen ganz besonderen Reiz darstellt.

Nico selbst war begeistert von der Idee. Er wollte gern selbst zaubern lernen. Ich suchte für ihn geeignete Zauberkunststücke aus und »verwandelte« ihn zum »Zauberkind« (vgl. Erweckung des inneren Zauberers Seite 52). Er erfuhr von den Zaubergeheimnissen der Zauberkunststücke und davon, wie ein Zauberer durch seine erlernten Fähigkeiten den Zauber für die Zuschauer entstehen lassen kann: »Ein Zauberer übt seine Fähigkeiten wie ein Fußballspieler, jeden Tag, und er macht jeden Tag Lockerungsübungen. Besonders die ganz großen Zauberer, die im Zirkus und im Fernsehen auftreten, trainieren ihre Fähigkeiten. So ein Schauspieltraining machen wir auch.«

Nico war hoch motiviert, und seine Mutter und ich waren völlig verblüfft, wie zunächst seine Handkoordination und -beweglichkeit und schließlich seine gesamte Motorik gleichzeitig viel lockerer und besser kontrolliert wurden. Das Zaubern hatte Nico »vergessen« lassen, dass diese Übungen gut für seine Motorik waren. Er freute sich nur noch darauf, Zauberer zu werden.

Das Schauspieltraining beinhaltet viele hypnotherapeutische Interventionen. Den Menschen, die zu schüchternem Verhalten neigen, die gehemmt wirken oder einfach unerfahren in ihrem Körperausdruck sind, helfen fantasievolle, ganz konkrete Anregungen oder Bilder. So ist eine bestimmte Fingerübung eine »La-Ola-Welle«, bestimmte Körperhaltungs- und Körperausdrucksübungen werden als »Modenschau« getarnt. In der Durchführung können konkrete Vorgaben hilfreich sein. Wenn zum Beispiel bei der »Modenschau-Pantomime« Modell und Fotograf noch expressiver werden sollen, gebe ich Anregungen wie »die neuesten Sportklamotten mit vorgestellten Requisiten flott präsentieren« oder »Bademode am Strand vorführen«.

Übungen aus dem Schauspieltraining

- Den eigenen Körper abklatschen – zur Wahrnehmung und Entspannung

Der eigene Körper wird liebevoll von Kopf bis Fuß mit der flachen Hand und mit den Fingerspitzen abgeklatscht und abgeklopft. Das Abklopfen bewirkt eine bewusstere Wahrnehmung des eigenen Körpers. Durch die Übung lockern sich Muskeln und Gelenke, ein Wohlgefühl stellt sich ein, und der Körper ist bereit für eine geschmeidige Präsentation mit fließenden Bewegungen.

- Die La-Ola-Welle für die Finger – Fingerfächerübung zur Förderung der Hand- und Fingermotorik

Die Handinnenflächen zeigen nach oben, beide Hände liegen dicht beieinander. Die Hände werden zur lockeren Faust geschlossen. Der Reihe nach wird ein Finger nach dem anderen von links nach rechts (oder umgekehrt) gestreckt, das sieht aus, als würden die Finger »aufgefächert«. Sobald alle zehn Finger gestreckt sind, werden sie in umgekehrter Reihenfolge, wieder einer nach dem anderen, nach innen geklappt und somit die Fäuste geschlossen.

Eine schöne Steigerung, die nicht nur die Beweglichkeit der Finger, sondern auch den Spaß im Team fördert, ist die »vierhändige La-Ola-Welle«: Dabei halten zwei Personen ihre Hände dicht aneinander und machen die Welle.

Viel Spaß!

- Der Fotograf und das Fotomodell – Pantomime zum Herauslocken und Zeigen der Schokoladenseiten

Partner A ist der Fotograf, der sein Fotomodell Partner B dazu animiert, seine Schokoladenseiten zu präsentieren. Der Fotograf führt Regie und gibt sein Bestes, alles aus der Situation »herauszukitzeln«. Das Fotomodell soll seine besten Seiten entfalten und zeigen können.

2.4 Der Gewinn beim Therapeutischen Zaubern

Kontakt und Beziehung

Der große und der kleine Louis

Der zehnjährige Louis wurde von seinen Eltern bei mir vorgestellt, weil er in der Schulklasse aus dem Rahmen fiel. Er zeigte jähzorniges Verhalten, verbale Gewalt durch Schreien und Beschimpfungen sowie auch Tätlichkeiten wie Stoßen oder Treten. So war ein anderer Junge bei einer Auseinandersetzung durch Louis‘ Stoß gestürzt und musste mit einer Platzwunde am Kopf ins Krankenhaus. Die Schule drohte daraufhin mit einem Schulausschluss und machte die weitere Beschulung von der Aufnahme einer Therapie für Louis abhängig.

Louis verweigerte sich jeglicher Beratung und Therapie. Über die Idee, Zaubern zu lernen, konnte er motiviert werden, zu mir zu kommen.

Ich erlebte Louis wissbegierig und geschickt. Bereits nach einer »Zauberstunde« war er regelrecht »gierig« auf neue Zauberkunststücke. So drängelte er häufig: »Wann zaubern wir endlich?« Die Freude am Zaubern, das konzentrierte Miteinander, die Begeisterung, wenn ein Zauberkunststück klappte, ermöglichten eine positive Beziehung. Louis war es nun möglich, nebenbei über seine Schulprobleme zu sprechen. Ich erfuhr, dass er sich manchmal für den »letzten Arsch« hielt und Schuldgefühle hatte.

Gemeinsam konnten wir herausfinden, dass es noch einen kleinen dreijährigen Louis gibt. Dieser sei manchmal so wütend und verzweifelt, dass er nur noch seine Wut herausschlagen müsse. Der zehnjährige Louis wisse natürlich, dass »der Kleine« das nicht dürfe. Louis schaffte es daraufhin, »den kleinen Louis« zu malen. Über das Bild wurde die Bedürftigkeit des »kleinen Louis« deutlich und zu unserem Therapiethema. Nach jeder Therapiestunde versteckte er das Bild des »kleinen Louis« in meiner Praxis. Er wollte den »kleinen Louis« nicht mitnehmen, sondern er sollte in meiner Praxis bleiben, damit er nicht so viel Unfug machen könne.

Im weiteren Therapieverlauf trat nun das Zaubern mehr in den Hintergrund. Louis war es jetzt möglich, andere Ideen für seinen Umgang mit den Kindern aus seiner Klasse zu entwickeln. Er konnte auf der Schule bleiben.

Die Arbeit mit dem »kleinen Kind« in einem Menschen ermöglicht es den Klienten, ihre Würde zu behalten. Sie können ihre »schwierigen Anteile« besser annehmen und sich manchmal sogar mit ihnen versöhnen. Es gelingt ihnen, das »kleine Wesen« in sich als einen eigenen Teil ihrer Persönlichkeit anzuerkennen und für diesen Teil in sich zu sorgen.

Therapeutisches Zaubern ist häufig der Türöffner für den therapeutischen Prozess, es erleichtert Kontakt und Beziehung.

Selbstwert, Selbstkonzept und Selbstwirksamkeit

Selbstwert, Selbstkonzept und Selbstwirksamkeit sind bei Menschen, die therapeutische Hilfe suchen, meist wenig entwickelt. Sie schätzen sich selbst nicht als wertvoll genug ein und glauben, nicht gut genug zu sein. »Wir müssen danach streben, ein Selbstwertgefühl und außerdem Risikobereitschaft zu entwickeln und uns die Anregung suchen, die erforderlich ist, um neue Möglichkeiten zu schaffen« (Satir 1990, S. 210).

Das Therapeutische Zaubern ist eine geeignete Methode, den Selbstwert jedes Menschen zu erhöhen – ganz gleich, in welchem Alter und in welcher Situation er sich befindet.

Beim Ritual »Erweckung der inneren Kraft« werden über die Imagination eigene Ressourcen und Erfolgserlebnisse wieder entdeckt und neu erlebt. Die geleitete Erinnerung, bereits schwierige Situationen in seinem Leben bewältigt zu haben, stärkt den Glauben an die eigenen Fähigkeiten und das Zutrauen in die eigene Handlungsfähigkeit.

Ganz besondere Erfolgserlebnisse haben Klienten, die das aktive Zaubern lernen, um selbst Zauberkunststücke in ihrem sozialen Umfeld zu präsentieren. Sie erleben, dass sie etwas ganz Besonderes können. Ihre Selbstwirksamkeitserwartung und ihre soziale Rolle verändern sich. So kann eine kranke Mutter durch Zaubern zur »Zaubermama« werden. Das Therapeutische Zaubern hilft diesen Menschen, ihre Gefühle und ihren Körper wiederzuentdecken. Dies hat zur Folge, dass sie sich wieder als ganze Menschen ausdrücken, was wiederum ihr Selbstwertgefühl stärkt, ihre Beziehungen aufblühen lässt und zur befriedigenden Lösung ihrer Probleme führt (vgl. Satir 1990, S. 137).

Motivation

Zaubern fasziniert und motiviert. Wer zaubern kann, wird bestaunt, bekommt Applaus und erfährt dadurch soziale Anerkennung.

Die Regisseurin

In der »Zaubergruppe« einer heilpädagogischen Tageseinrichtung gab es ein achtjähriges Mädchen, das sehr zurückhaltend war und sich wenig zutraute. In ihrer Rolle als Regisseurin offenbarte sie ihre gute Beobachtungsgabe: Sie nahm sehr differenziert wahr und konnte einem vorzaubernden Kind klare und konstruktive Vorschläge machen, wie das Zauberkunststück beim Vorführen noch besser wirken könnte.

Der Umgang mit der Schere

In einem Kindergarten für Kinder mit besonderem Förderbedarf wollte ich mit den Vorschulkindern ein Zauberkunststück einüben, bei dem die Kinder mit der Schere schneiden mussten. Ich stellte fest, dass die Hälfte der Kinder nicht mit einer Schere umgehen konnte. Beim nächsten Treffen konnten alle Kinder schneiden. Ich war verblüfft.

Die Erzieherin erzählte mir lachend, die Kinder hätten alle »wie wild geübt«.

Die Aussicht, beim Sommerfest mit der Schere als Zauberkind aufzutreten, hatte auf die Kinder so motivierend gewirkt, dass sie alle schneiden lernten.

Gute Besserung mit dem Kraftzauber

Im Rahmen ihrer eigenen Therapie hatte eine Frau zaubern gelernt. Als ihrem Mann eine schwere Operation bevorstand, lernte sie mit ihren Söhnen den Kraftzauber. Beim nächsten Krankenhausbesuch schenkten sie dem Vater gemeinsam zur Stärkung den »Kraftzauber« (siehe Seite 69).

3 Therapeutisches Zaubern von 0 bis 99 Jahren

Wenn Sie schon älter als 99 Jahre alt sind, gehe ich davon aus, dass Sie mit ausreichend Lebenserfahrung gesegnet und alt genug sind, selbst entscheiden zu können, ob und in welchen Lebensbereichen Sie zaubern möchten und sich über jegliche Altersbeschränkung hinwegsetzen können …

Zaubern ist für Groß und Klein ein faszinierendes Medium. Zauberei und Magie werden je nach Alter und Entwicklungsstand unterschiedlich verstanden und erlebt.

3.1 Zaubern mit Kindern im Vorschulalter

Die ersten fünf Lebensjahre werden auch als »magische Jahre« bezeichnet, weil Kinder dieses Alters die Welt magisch begreifen. Sie glauben, dass ihre Handlungen und Gedanken Ereignisse bewirken können. Kinder dieses Alters sind meist ganz spontan und von sich aus am Zaubern interessiert, sie lassen sich gerne bezaubern und verzaubern. So erleben wir in ihren Rollenspielen oft magische Momente, die uns zum Schmunzeln bringen. Da hat der kleine Racker das letzte Stückchen Schokolade heimlich weggefuttert, und wenn man ihn fragt, strahlt er: »Weggezaubert!«

In diesem Alter haben magische Heilungsrituale bei kleinen Verletzungen eine besondere Bedeutung.

»Heile, heile Segen, drei Tage Regen, drei Tage Sonnenschein, bald wird's wieder besser sein!« Pusten, Pusten, Pusten!

Vorschulkinder leben noch in einer Welt, in der es Geister und Feen gibt. Viele Kinder wollen diese Welt nicht verlieren. Erinnern Sie sich noch, wie lange Sie als Kind glauben wollten, dass es das Christkind und den Osterhasen doch wirklich gibt?

Vor einigen Jahren schickte ich meinem damals sechsjährigen Patenkind Pascal zu Weihnachten einen Brief von einem Weihnachtsmarkt. Er trug den Absender »Christkind« und den Poststempel »Himmelsstadt« und sah sehr echt aus. Pascals großer Bruder Manuel, der »eigentlich« nicht mehr an das Christkind glaubte, war ganz aus dem Häuschen: »Da sieht man mal, das ist der Beweis, die anderen sind ganz schön doof, wenn sie nicht mehr ans Christkind glauben!«, jubelte er.

Wer mit Kindern im Vorschulalter zaubern will, muss sich ganz auf die Weltsicht des Kindes einlassen. Für Kinder in diesem Alter muss das Bedürfnis nach Magie bewahrt werden. Erst wenn Kinder von sich aus Geheimnisse ergründen wollen und Erklärungen suchen, wollen sie Zauberkunststücke verstehen. Erst jetzt darf der Trick hinter dem Zauberkunststück gelüftet werden.

Der Plüschhase

In meiner Zeit als Zauberkünstlerin hatte ich einen Auftritt beim Weihnachtsfest eines Kindergartens. Als alle Kinder am Gehen waren, saß ein kleiner Junge noch in der letzten Stuhlreihe. Er war ganz in sich zusammengekauert und hielt traurig einen Stoffhasen auf dem Schoß. Er weigerte sich, mit seiner Mutter nach Hause zu gehen.

Als ich zu ihm hinging, stellte sich heraus, dass er sich gewünscht hatte, seinen Plüschhasen verzaubern zu lassen. Er wünschte sich sehnsüchtig ein echtes Kaninchen. Jetzt hatte er immer noch einen Plüschhasen auf dem Schoß.

»Bestimmt ist dein Hase schon ganz lange bei dir?«, fragte ich den Jungen.« Er nickte. »Darf dein Hase auch mit dir ins Bett?« Wieder nickte der Junge.

»Und dein Hase darf auch überallhin mit dir mit und dir helfen und dich trösten?« – Der Junge schaute mich jetzt ganz konzentriert an.

»Weißt du«, sagte ich, »dann wäre dein Hase nach einer Verwandlung ganz unglücklich. Denn als lebendiges Kaninchen könnte er nicht mehr mit dir ins Bett. Er könnte gar nicht mehr so nah bei dir sein, und das will er doch bestimmt so gerne!« – Der Junge nickte wieder.

Ich sagte: »Es wäre ganz schwer für deinen Hasen, wenn er jetzt plötzlich nicht mehr mit dir ins Bett dürfte.«

Dann nickte der Junge ganz fest.

»Schau, und deshalb ist es gut, dass dein Hase so geblieben ist.«

An diesem Beispiel wird deutlich, wie fest der kleine Junge an die Möglichkeit der Verwandlung glaubte. Für mich war es wichtig, eine für seine Welt passende Erklärung zu finden und ihm seinen Glauben an die Magie nicht zu zerstören. Indem ich mich in seine Beziehung zu seinem Kuscheltier einfühlte (Pacing), gelang es dem Jungen, in eine zustimmende Haltung zu kommen. Dies nennt man in der Hypnotherapie »in ein Yes-Set kommen«.

Im Vorschulalter lernen Kinder, ihre Sicht der Welt immer mehr zu differenzieren, sie erwerben mehr und mehr soziale Verhaltensweisen. Sie teilen meist sehr klar in gut und böse ein. Kinder in diesem Alter sind oft sehr fürsorglich zu ihren Kuscheltieren. Vorschulkinder haben meist einen ausgeprägten Sinn für Gerechtigkeit. So übernahm der Junge in meinem Beispiel Verantwortung für seinen Schmusehasen.

3.2 Zaubern mit Schulkindern

Für Kinder dieses Alters ist sowohl das aktive wie das passive Zaubern ideal.

Sie sind sehr interessiert daran, die Welt zu erkunden und zu verstehen. Sie interessieren sich dafür, wie die Welt und die Dinge in ihr funktionieren. Sie wollen jedes Rätsel lösen. Dementsprechend schnell versuchen sie, das Trickgeheimnis eines Zauberkunststücks »rauszukriegen«. Sie genießen es besonders, wenn sie anderen etwas »vormachen« können. Sie können sich konzentrieren, Geschichten folgen und diese Geschichten auf ihre persönliche Situation übertragen. Sie werken und basteln oft gerne und haben noch Freude an Rollenspielen und Verkleidungen, um einen Zauberauftritt vorzubereiten.

3.3 Zaubern mit Jugendlichen

Mit Jugendlichen zu zaubern ist etwas ganz Besonderes. Von vielen Fortbildungsteilnehmern höre ich immer wieder, wie schwierig es für sie ist, einen guten Zugang, besonders zu männlichen Jugendlichen zu finden. Viele Jugendliche lehnen eine Therapie mit allen möglichen Ausreden ab oder arbeiten nicht mit. »Dann komm ich halt, sag aber nichts!« (vgl. Liechti 2010). Aus meiner Erfahrung ist in der Arbeit mit Jugendlichen eine geschlechtsspezifische Herangehensweise notwendig. Mädchen sprechen oft ganz besonders auf Fantasiereisen und hypnotherapeutische Trancen an. Sie genießen es, Bilder und positive Visionen zu imaginieren. Es scheint so, als ob dies ein idealer und genussvoller Weg zur Entspannung und Weiterentwicklung ist.

Für männliche Jugendliche ist es meist unvorstellbar, in Anwesenheit einer Therapeutin auch nur die Augen zu schließen. Sie befürchten, »uncool« zu wirken.

Zaubern mit »coolen Jungs« oder: Wir zaubern uns einen männlichen Therapeuten

Für Zaubern als therapeutische Arbeit mit männlichen Jugendlichen fehlen immer noch männliche Therapeuten. Deshalb zaubere ich manchmal einfach einen oder mehrere männliche Therapeuten dazu. Da dieser Therapeut noch erschaffen werden muss, kann für jeden Jugendlichen sein idealer Therapeut gezaubert werden. Das ist beim Fußballfan ein guter Trainer (wie Jürgen Klopp), bei einem politisch interessierten Jugendlichen vielleicht ein beliebter Präsident (wie Barack Obama). Durch die Identifikation mit diesen positiven Rollenvorbildern können Jugendliche viel mehr annehmen.

Ich lese gerne Autobiografien und Motivationsbücher: Gerade in diesen Büchern lassen sich viele Sätze finden, die ich in der Therapie einsetzen kann. So half einem 16-Jährigen, dem drohte, die Klasse wiederholen zu müssen, der Satz: »Achte nicht besonders auf das, wovor du dich fürchtest oder was du erreichen willst, konzentriere dich auf den nächsten Schritt!«, da er von seinem Lieblingstrainer Christian Streich stammte.

In der Therapie geht es darum, die »coolen Jungs« anzunehmen, sich ganz auf sie einzulassen, aber nicht den »Macker« herauszulocken. Gerade Mannschaftssportarten eignen sich gut zur Illustration: »Wer auf Dauer, also langfristig, gewinnen will und erfolgreich sein möchte, muss zum ›Teamplayer‹ werden. In einer solchen Mannschaft erblüht auch das Individuum« (Christian Streich in »Der Sonntag in Freiburg« vom 29. April 2012).

Wer motivieren wolle, müsse den anderen zunächst verstehen und dann individuell auf ihn eingehen, sagte Jürgen Klopp, Trainer von Borussia Dortmund (vgl. »Stern« 18/2012). Dies ist auch ein Leitsatz für meine Arbeit.

Zauberkunststücke mit Jugendlichen

Viele männliche Jugendliche lieben Kartentricks, die sie auch anderen Jugendlichen ihrer Peergroup in der Schule oder der Freizeit zeigen können. Deshalb sind Zaubertricks besonders für die therapeutische Arbeit mit männlichen Jugendlichen ein wunderbarer Türöffner.

Der Zauberassistent

Der 14-jährige Florian wurde von seiner Mutter angemeldet: Sie hatte Angst, es gehe wieder los wie mit ihrem großen Sohn. Dieser war im Alter von 19 Jahren an einer Überdosis Rauschgift gestorben. Nun war Florian durch aggressives Verhalten so aufgefallen, dass die Polizei eingreifen musste.

Für die Mutter tauchten alte Bilder wieder auf, und sie hatte Angst, wie es mit Florian weitergehen würde. Sie glaubte, Florians Verhalten habe mit dem Tod des Bruders zu tun. Florian sei damals drei Jahre alt gewesen. Florian verweigere in der Schule die Mitarbeit und zeige auch keinerlei Interesse an Freizeitaktivitäten. Seine Lehrerinnen beobachte er, um sie beim kleinsten Fehler schallend auszulachen. Florian würde sagen, dass die Gesellschaft schuld am Tod seines Bruders sei.

Gleich in der ersten Stunde handelte Florian mit mir aus, dass er in den Ferien nicht zu kommen brauche. Er schien die Therapie genauso als ungeliebte Verpflichtung zu empfinden wie die Schule. Ich fühlte mich zunächst regelrecht verloren durch seine demonstrative Abwehrhaltung.

Ich startete mit dem Zauberkunststück »Die acht Karten« (siehe Seite 65). Ich führte dieses Zauberkunststück für ihn sehr reduziert vor, weil ich vermutete, dass er zu viel Zauberworte abwerten würde. Es klappte. Florian war begeistert, als seine gewählte Karte herauskam. Er war nun motiviert, dieses Zauberkunststück zu lernen. So begann er, Zauberkunststücke zu üben, führte sie aber leider nirgends vor.

Als ich eine Anfrage zu einem Zauberprojekt in einem Kinderkrankenhaus erhielt, beschloss ich, Florian zu meinem Assistenten zu machen. Er sollte den Kindern das Zauberkunststück mit den acht Karten beibringen. Auf dem Weg zum Krankenhaus sagte er ganz zaghaft: »Das ist das erste Mal, dass ich mich sozial engagiere!« Er war unsicher, ob er das könne. Florian ging das Wagnis ein und wurde schnell der Star der Kinder. Nach seinem Erfolg als Zauberassistent war Florian nun so motiviert, dass er auch in den Ferien zur »Zaubertherapie« kommen wollte.

In der Therapie konnte er erstmals auch über den Tod seines Bruders sprechen.

3.4 Zaubern mit Erwachsenen

Viele Fachleute haben Hemmungen, das Medium Zaubern in der Arbeit mit Erwachsenen einzusetzen. Sie befürchten, sowohl sich selbst lächerlich zu machen als auch, dass Klienten sich nicht ernst genommen fühlen.

Die Zielkarte

Eine Logopädin war verunsichert in der Behandlung eines älteren, männlichen Patienten mit Migrationshintergrund. Die Atmosphäre während der Behandlung sei sehr angespannt. Ich empfahl ihr ein Zauberkunststück mit Ziel- und Ressourcenkarten (siehe Seite 65).

Sie hatte zunächst Hemmungen, diese Idee umzusetzen.

Als sie es doch wagte, wurde sie positiv überrascht. Ihr Patient machte freudig mit, fand Ziele für sein Leben und wichtige gute Erfahrungen aus seiner Vergangenheit. Als die Logopädin die von ihm verdeckt gewählte ganz besondere Karte mittels Gedankenkraft hervorzauberte, bat er darum, diese Karte behalten und mit nach Hause nehmen zu dürfen.

Inzwischen bekomme ich immer mehr positive Rückmeldungen von Fortbildungsteilnehmerinnen, die mit Erwachsenen arbeiten, wie effektiv sie das Medium Zaubern einsetzen können.

Heute schon gezaubert?

In einer Gemeinschaftspraxis arbeiten eine Heilpädagogin und eine Logopädin. Wenn die Heilpädagogin die Klienten der Logopädin besonders glücklich und entspannt aus der Therapiestunde kommen sieht, fragt sie ihre Kollegin: »Na, heute wieder gezaubert?« Und meist hat sie recht.

Beim Zaubern finden auch Erwachsene leicht das Kind in sich. Ohne dass dies gezielt angeregt werden muss, fühlt man sich in seine Kindheit zurückversetzt. In der Hypnotherapie wird diese Reaktion auch als Altersregression bezeichnet. Die physische Entspannung, die hier erlebt wird, erleichtert die therapeutische Arbeit mit dem inneren verletzten Kind.

Für Erwachsene besonders geeignet sind Zauberkunststücke, die Probleme verschwinden und Ziele erkennen lassen. Der »rote Faden« des »Lösungsknotens« beispielsweise hilft bei der Lösung von Problemen, er löst aus der Problemtrance und lenkt den Blick hin zu den Ressourcen. Hier sagt ein Bild mehr als tausend Worte.

Mit dem Zaubern wird die Schwere aus dem therapeutischen Kontakt genommen. Die gewonnene Leichtigkeit ermöglicht innere Kraft.

Der zaubernde Vater

Einmal führte ich einen Zauberkurs in einer Rehabilitationsstation für alkoholkranke Erwachsene durch. Weil die »Zauberlehrlinge« in dieser Gruppe viel Freude hatten, beschlossen sie, in der Innenstadt aufzutreten und dabei gleichzeitig Öffentlichkeitsarbeit für ihre Einrichtung zu machen: Unter einem großen Schild »Das cleanste Haus von …« zauberten sie in der Fußgängerzone für Passanten.

Besonders berührte mich, als ein Teilnehmer in der Abschlussrunde sagte, dass er sich nun freue, wenn er am Besuchssonntag seinen beiden Kinder etwas vorzaubern könne: »Ich bin schon gespannt, die werden Augen machen!« Seine zauberhaften Fähigkeiten ermöglichten ihm, seine Position als Vater wieder einzunehmen.

Für erwachsene Klienten ist es wichtig, ihnen die Scheu vor dem Zaubern zu nehmen und ihre Neugierde zu wecken. Ein Beispiel dafür finden Sie beim Zauberkunststück »Kraftzauber und Schutzmantel« auf Seite 69. Dort sagt die Zaubertherapeutin: »Liebe Frau Schmidt, wie Sie wissen, ist bei mir vieles anders: Bei mir wird auch mal gezaubert, denn ich arbeite gerne spielerisch mit Dingen, weil ich daran glaube, dass gerade spielerische Dinge sehr gut helfen.«

3.5 Zaubern mit allen Generationen

Durch den demografischen Wandel spielt der Zusammenhalt der Generationen eine große Rolle für die Zukunft unserer Gesellschaft. Für Kinder ersetzt und ergänzt der Kontakt mit den Großeltern fehlende Familienstrukturen und stellt eine Bereicherung dar. Großeltern, die mit ihren Enkeln zaubern, ermöglichen den Kindern ein Innehalten in unserer schnellen, hektischen Welt. Besonders unruhige Kinder brauchen und genießen diese magische und achtsame Atmosphäre. Das gemeinsame Zaubern fördert Kommunikation und Verständnis füreinander.

Wenn Kinder zaubern, sind Großeltern ein wunderbares Zauberpublikum.

Der verwandelte Großvater

Mit einem zehnjährigen Jungen hatte ich in der Therapie intensiv gezaubert, und wir planten nun eine Aufführung für das Weihnachtsfest.

Der Großvater war bisher wenig an seinem Enkel interessiert. Er galt als mürrisch und abwertend. Als kritischer Geist in der Familie bekam er eine besondere Aufgabe: Er sollte das Probepublikum für seinen Enkel sein, der Zuschauer, der klug beurteilen sollte, ob das Zauberkunststück schon reif für die Vorführung sei. Zu dieser Aufgabe gehörte auch, Trickgeheimnisse mit dem Jungen in einer Art Geheimbund zu bewahren. Dies schaffte eine besondere Verbindung zwischen Großvater und Enkel.

Nach diesem Probezaubern brachte der Großvater seinen Enkel regelmäßig in die Therapiestunde. Die Mutter des Jungen wurde dadurch in ihrem Alltag entlastet, und die vorher problematische Beziehung zu ihrem Vater entspannte sich deutlich.

Aktives Zaubern unterstützt und fördert ältere Menschen in ihren motorischen und kognitiven Fähigkeiten. Zaubern bietet ihnen darüber hinaus ein neues Feld für soziale Kontakte und soziale Anerkennung.

Den Kopf frei pusten

Eine 50 Jahre alte Frau suchte psychologische Beratung, weil sie unter inneren Spannungen und Depressionen litt. Sie war sehr niedergeschlagen und traurig und sprach von »Knödeln im Kopf«. Die klinische Psychologin Angelika Gossmann arbeitete mit dieser Klientin zunächst kreativ mit gestalterischen Medien: Die Klientin führte ein Gefühlstagebuch, und bei den Treffen entstanden so Bilder, mit deren Hilfe die Familiengeschichte bearbeitet werden konnte. Zur Lösung der »Knödel« im Kopf bot die Psychologin den »Lösungsknoten« aus dem Therapeutischen Zaubern an, was die Klientin begeisterte. Dieser »Lösungsknoten« (siehe Seite 58) führte zu ihrer Entlastung, und es gelang ihr, sich auf ihre Stärken zu besinnen. Der Lösungsknoten wurde ein wichtiger Begleiter für sie. Mit seiner Hilfe konnte sie immer wieder die »Knödel« aus dem Kopf pusten. Motiviert erlernte sie dieses Zauberkunststück selbst und zauberte regelmäßig für sich als Abendritual vor dem Schlafengehen. Ihrem Mann gefiel ihre Zauberaktivität sehr.

Als Zauberoma setzte sie den Lösungsknoten – in der Variation mit der »Geschichte der kleinen Seejungfrau« (vgl. Neumeyer 2019, S. 124) – bei ihrem zur Schüchternheit neigenden Enkelkind ein. Als ihr Partner, seit Jahren durch eine schwere Erkrankung belastet, operiert wurde und sehr schwach wirkte, lernte sie ein weiteres Zauberkunststück, um gemeinsam mit ihren Söhnen sowohl sich als auch ihrem Mann »Kraft« zu schenken. Sie erzählte, ihr Mann habe sich sehr darüber gefreut, dass sich seine Familie so viele Gedanken um ihn mache und ihm Energie gebe. Sie berichtete, ihr Mann habe nach dem Kraftzauber wirklich die Kraft in sich gespürt. Für diese Klientin war das Therapeutische Zaubern zu einem wichtigen Anker im Leben geworden (»Kraftzauber« siehe Seite 69).

4 Therapeutische Zauberkunststücke

Meine »Zauberlehrlinge« erlernen während der Ausbildung zum Zaubertherapeuten verschiedenste für Pädagogik und Therapie geeignete Zauberkunststücke. In diesem Buch haben Sie in den Praxisbeispielen bisher schon einige Zauberkunststücke kennengelernt.

Manche meiner Zauberkunststücke kommen ganz ohne Trickhandlung aus: Sie beziehen ihren Zauber aus der Fantasie, lassen magische Fähigkeiten assoziieren. Genau wie Zauberkunststücke mit Trickhandlung wirken auch sie durch »Zauberworte« in magischer Atmosphäre.

In dieser Einführung ins Therapeutische Zaubern möchte ich Ihnen einige therapeutische Zauberkunststücke an die Hand geben. Einzelne davon sind Illusionskunststücke, die Sie mit »normaler« Fingerfertigkeit durchführen können. Andere erfordern ein wenig Übung und Training. Mit einem einzigen Zauberkunststück sind unterschiedliche Anwendungen möglich.

Viel Spaß und Kreativität beim Entfalten Ihrer zauberhaften Wirkung in Therapie und Pädagogik!

Bevor Sie loslegen, bitte zuerst die Zauberregeln lesen und unterschreiben!

Goldene Regeln der Zauberkunst

1. Zaubern lebt vom Geheimnis! Verraten Sie deshalb nie die Handlungsanweisung eines Zauberkunststücks!
2. Zaubern braucht Überraschungsmomente! Erzählen Sie also nie, was als Nächstes geschehen wird!
3. Zeigen Sie nur Zauberkunststücke, die Sie sicher vorführen können!
4. Wiederholen Sie kein Zauberkunststück in derselben Vorführung!
5. Beziehen Sie das Publikum mit ein! Kinder geben gerne ihre Zauberpuste oder sagen einen Zauberspruch, damit ein Kunststück gelingt. Das Zaubern sollte eine miteinander erlebte, gemeinsame Sache sein!

6. Schaffen Sie eine zauberhafte Atmosphäre, indem Sie sich ganz auf das Zaubern und die »Bezauberten« einlassen!

Hiermit verspreche ich die Einhaltung der Zauberregeln.

Unterschrift ____

Und weil es keine Regel ohne Ausnahme gibt, hier noch eine Anmerkung zu Regel Nummer 4: Vorschulkinder wollen faszinierende Situationen oft wiederholt haben. Wenn sie »noch mal« sagen, geht es ihnen nicht darum, »herauszukriegen, wie's geht«, sondern sie können einfach von dem schönen Zauber nicht genug kriegen. Es liegt an Ihnen, wie oft Sie das schöne Zauberkunststück wiederholen wollen!

Es folgen nun genaue Anleitungen von 10 beispielhaften Zauberkunststücken mit der Darstellung des erzeugten Wunders, mit konkreten Hinweisen zum benötigten Material und zur Durchführung, mit Hilfestellungen im Fall einer »Panne« und Variationsmöglichkeiten.

Die 10 Zauberkunststücke:

1. Die Erweckung des inneren Zaubers
2. Der Mutzauber mit Fridolina
3. Der Lösungsknoten
4. Magische Verknüpfungen
5. Die acht Karten
6. Der Kraftzauber
7. Vier Könige bringen gute Gaben
8. Der gute Wolf
9. Die Feenrakete
10. Vier Leichtgewichte heben mit acht Fingern einen schweren Menschen hoch

4.1 Die Erweckung des inneren Zauberers

Das Wunder
Im Zauberköfferchen der Zaubertherapeutin wohnt der unsichtbare Zaubergeist. Als Beweis für die Erweckung vom inneren Zauberer des Klienten gibt der Zaubergeist Töne von sich.

Material
Eine Zauberkiste mit kleinen Gegenständen darin, die bei Bewegung rasseln/klingeln oder Ähnliches.

Präsentation
»Lieber Andreas, jeder Mensch hat es in sich: die Mädchen und die Frauen eine Zauberin und die Jungs und die Männer einen Zauberer. Und das ist die eigene innere Kraft. Und manchmal schläft die. Und heute ist der Tag, da wecken wir diese Kraft. Und hier in dieser Kiste ist mein Zaubergeist, und der hilft mir beim Zaubern. Und wenn diese Kraft bei dir geweckt ist, gibt der Zaubergeist ein hörbares Zeichen. Wenn die Zauberkraft bei dir nicht geweckt wird, bleibt er stumm, da hört man gar nichts. Und die eigene innere Kraft weckt man so: Stell Dir mal eine Situation vor, in der du so richtig stolz warst.

Eine Situation, in der du gedacht hast, das kann ich nicht, und du hast es trotzdem geschafft. Hast du schon eine?«

Andreas: »Das war, als ich mit dem Fahrrad bis zum Schwimmbad gefahren bin. Da hab ich gedacht, das schaff ich nicht.«

»Das war bestimmt schwierig für dich?« (bestätigen lassen) *»Und du bist trotzdem weitergefahren. Wie hast du das geschafft?«*

»Du hast es einfach geschafft, du bist einfach weitergefahren. Und dann bist du angekommen.«

»Geh noch mal ganz zu deinem Gefühl ›Ich hab's geschafft‹ – wie hat sich das angefühlt?« (beschreiben lassen mit allen Sinnen).

»Und wenn du jetzt ganz da in dieser Situation bist, frag ich meinen Zaubergeist: ›Lieber Zaubergeist, ist die innere Kraft bei Andreas jetzt geweckt? Ich zähl bis drei und wenn ja, dann lässt du was von dir hören. Also: Eins – zwei – drei.‹«

Der Zaubergeist macht ein Geräusch.

»Hörst du? Die Kraft ist geweckt! Wunderbar, Andreas ist ein Zauberkind!

Falls die Kraft in dir irgendwann wieder einschläft, dann denke ganz fest an das, was du gut geschafft hast, und dann wird die Kraft wieder geweckt.«

Das Geheimnis

In der Zauberkiste sind einige Gegenstände, die Geräusche machen, aber nur, wenn die Kiste leicht geschüttelt wird.

Auf der ruhigen flachen Hand der Zaubertherapeutin hält der »Zaubergeist« still.

Pannenhilfe

Der Zaubergeist rappelt natürlich immer.

Was aber tun, wenn das Kind sich nicht verzaubern lassen konnte und sagt »Du wackelst ja nur mit der Hand, da ist doch gar kein Geist«?

Wenn mir das passiert, frage ich mich erst mal, warum mir der Aufbau der magischen Atmosphäre nicht geglückt ist. Was müsste ich tun, damit diese Trance entsteht, in der das Kind sich gerne auf dieses schöne Gefühl einlässt, auf sich selbst stolz sein kann? Wenn ein Kind sich freut und stolz fühlt, ist es ihm meiner Erfahrung nach unwichtig, wie das Geräusch vom Zaubergeist entstanden ist.

Aber da die Panne nun passiert ist, antworte ich dem Kind ganz offen und bestätige seine Wahrnehmung: »Du bist klug! Du weißt, dass beim Zaubern immer ein Trick dabei ist, da hast du gut aufgepasst!« Entscheidend beim Therapeutischen Zaubern ist nicht das Zaubern an sich oder die Absicht, jemanden mit den Zauberfähigkeiten zu beeindrucken. Ziel ist vielmehr, die bezauberten Menschen mit diesem Medium zu unterstützen.

Bei der Pannenhilfe reicht es also, das Kind gelassen in seiner Wahrnehmung und damit in seinem Selbstwert anzuerkennen.

4.2 Der Mutzauber mit Fridolina

Das Wunder

Auf magische Art und Weise springt ein Haargummi vom Ring- und kleinen Finger auf den Mittel- und Zeigefinger.

Material

Zwei verschiedenfarbige (kontrastreiche!) Haargummis

Präsentation

Die Therapeutin zeigt das eine Haargummi: »*Das ist die Fridolina …*«

Dann zeigt sie das zweite Haargummi: »*… und das ist der Mut.*«

Auf das Haargummi »Fridolina« blickend sagt die Therapeutin:

»*Manchmal hat man Mut – und manchmal hat man keinen Mut. Kennst du das auch?*«

»*Oh ja! Fridolina hat heute keinen Mut.*«

Zuerst schiebt die Therapeutin den Mut über Zeige- und Mittelfinger ganz bis zur Handfläche, dann Fridolina über den Ringfinger und den kleinen Finger.

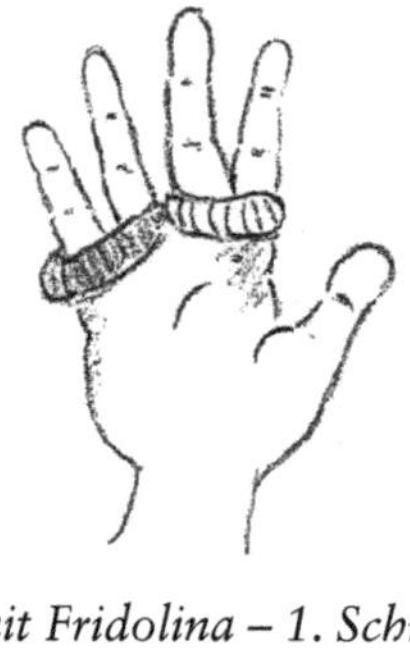

Abb. 1: Mutzauber mit Fridolina – 1. Schritt

Die Therapeutin hält dem Kind Fridolina entgegen mit den Worten:

»Wir wollen hier in diesem Zimmer so viel Mutzauber machen, damit die beiden, die Fridolina und der Mut, zusammenkommen. Wenn diese beiden zusammen sind, dann heißt das: Hier in diesem Raum ist total viel Mut. Weißt du das, wie ein Mut geweckt wird?«

»Nein? Also, ein Mut wird geweckt, indem man an etwas denkt, bei dem man einmal sehr mutig war! Wann warst du denn mal so mutig, dass du so richtig stolz auf dich warst?«

In der Zeit, in der der Klient überlegt und sein mutiges Erlebnis erzählt (Ablenkung!), lässt die Zaubertherapeutin beide Hände locker nach unten hängen. Unterdessen schiebt sie den Daumen bis zum Daumennagel in das Haargummi von Fridolina und spannt dieses so, dass die Fingerspitzen von kleinem, Ring-, Mittel- und Zeigefinger in den Ring tauchen können.

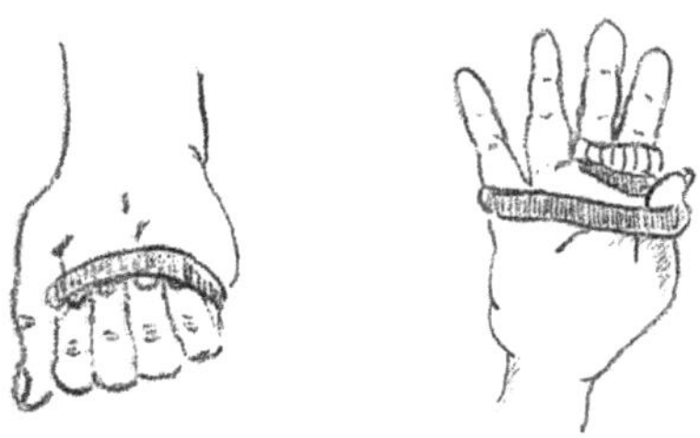

Abb. 2: Mutzauber mit Fridolina – 2. Schritt

Der Daumen geht dann wieder heraus. Die Therapeutin zeigt die Faust und achtet darauf, dass die Lage des Haargummis um die vier Finger nicht sichtbar ist.

»Jetzt denke noch mal ganz fest an diese Situation, als du so mutig warst. Du siehst, was es da zu sehen gibt, du hörst, was es da zu hören gibt. Du spürst, wie es sich angefühlt hat.«

»Ja!«

»Und jetzt nimmst du den Zauberstab, denkst an deine mutige Situation, an dieses wunderbare Gefühl ›Ich hab's geschafft‹.

Und wenn du so ganz in diesem wunderbaren Gefühl bist, dann nickst du, und wir sprechen zusammen den Zauberspruch:

Wir sagen dreimal hintereinander den Zauberspruch:
›Mut, Mut, Mut, … Mut, du tust mir gut.
Mut, Mut, Mut, … Mut, du tust mir gut.
Mut, Mut, Mut, … Mut, du tust mir gut‹,
und dazu kannst du mit dem Zauberstab kreisende Bewegungen über Fridolina und dem Mut machen.

Und danach sagen wir entweder ›1 – 2 – 3 – Tschaka‹ oder ›1 – 2 – 3 – Ich hab's gemacht!‹ – Was ist dir lieber?«

»1 – 2 – 3 – Tschaka!«

»Okay. Dann los!«

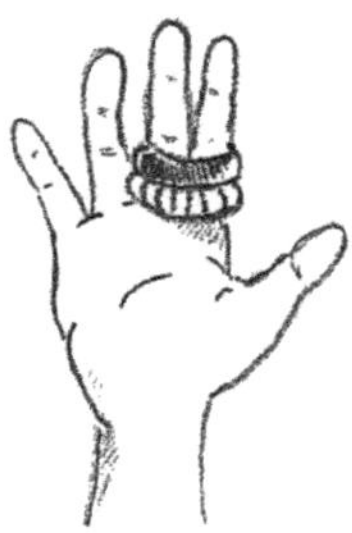

Abb. 3: Mutzauber mit Fridolina – Schritt 3

Die Zaubertherapeutin und der Klient führen das Ritual durch und bei »Tschaka« werden die Finger blitzschnell gestreckt, sodass der Haargummiring auf Zeige- und Mittelfinger springt: Fridolina springt zum Mut.

Die Zaubertherapeutin hält die Hand einige Momente ganz ruhig, damit der Klient das Wunder erst mal richtig erfassen kann.

»Und so weckt man seinen Mut: indem man an eine Situation denkt, in der man mal so richtig mutig war! – Und als Erinnerung, wenn du wieder mal etwas Mutiges machen möchtest, darfst du die beiden mitnehmen.«

(Hypno)therapeutische Bedeutung

Das Problem des Kindes, im Moment keinen Mut zu haben, wird externalisiert und auf Fridolina projiziert. Nicht dem Kind fehlt der Mut, sondern Fridolina. Nicht das Kind hat das Problem, sondern Fridolina.

Das Kind hilft mit seinem »Mutzauber«, also mit seinen eigenen kraftvollen Gedanken an eine mutige Situation, dass Fridolina mutig wird und den Sprung wagt. Wichtig ist, dass »Fridolina« (als Stellvertreterin des Kindes) springt und nicht »der Mut«. So wird es visuell dargestellt: Um eine schwierige Situation zu bewältigen, ist ein aktiver Schritt notwendig. Der Wunsch, der Mut würde von alleine springen, beließe das Kind in der passiven Rolle.

Ein vorsichtiger Umgang, der das Kind anregt, aber keinesfalls unter Druck setzt, entsteht zum Beispiel durch folgende Formulierung:

»Wenn die beiden nun zusammenkommen, ist das der Beweis, dass dein Mut wach ist – sonst hättest du ihr ja gar nicht helfen können. Manche ›Muts‹, die sagen sich einfach: ›So, jetzt mach ich's auch‹, und manche ›Muts‹ brauchen einfach noch ein bisschen Zeit.«

Es erfordert viel Einfühlungsvermögen und Fingerspitzengefühl, in solchen Situationen den exakt dosierten Impuls zu geben, ohne in ein »Schubsen« zu kommen.

Zum Namen des Haargummis

Ich nehme bewusst nicht den Namen des Kindes, denn dies würde suggerieren, dass das Kind im Moment keinen Mut hat. Bei Jungen nenne ich das Haargummiband Fridolin.

Pannenhilfe

Was macht die Zaubertherapeutin, wenn dem Kind oder dem Erwachsenen kein Mut-Erlebnis einfällt? Hier ist es gut, Vorschläge zu bringen wie Fahrradfahren, Schwimmen oder Tauchen. Eine weitere Möglichkeit ist es, die Eltern zu fragen, was das Kind schon gut kann.

Variation

Auch Erwachsenen hilft der Mutzauber mit »Fridolina« oder »Fridolin«. Das Zauberkunststück wird genauso durchgeführt, allerdings ohne Zauberstab, und der Klient kann – wenn er möchte – beim Sprechen des Mutzauberspruchs kreisende Bewegungen mit seiner Hand über »Fridolina« durchführen. Manche Erwachsene wählen auch eigene Zaubersprüche im Sinne einer positiven Suggestion oder Affirmation.

Bei Erwachsenen nutze ich immer den Einleitungssatz »Bei mir ist alles anders, bei mir wird auch gezaubert!« Manchmal sage ich auch: »Ein Bild sagt mehr als tausend Worte.«

4.3 Der Lösungsknoten (mit Variationen)

Das Wunder

In ein Seil werden mehrere Knoten gemacht. Durch die Zauberkraft der Klienten lösen sich alle Knoten in nichts auf![3]

Material

Ein geschmeidiges, etwa 90 cm langes Stück Seil (beim »roten Faden« natürlich rot).

Präsentation

»Manchmal kommt es beim roten Faden in unserem Leben zu Verwicklungen.«

Eine erste Schlaufe – linkes Fadenende über rechtes – schlingen.

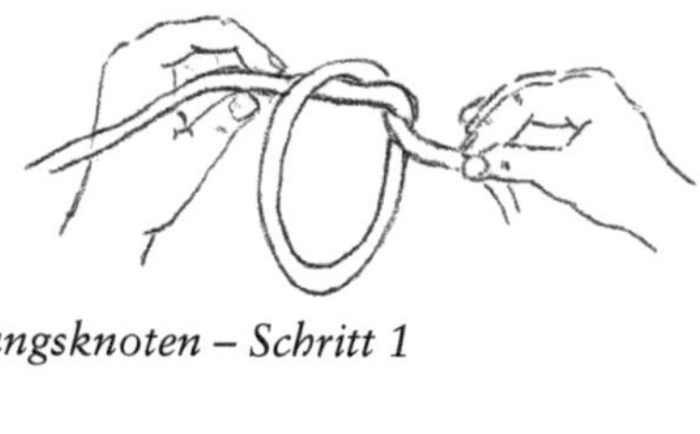

Abb. 4: Lösungsknoten – Schritt 1

3 Einen Knoten, der sich nur auf Zug wieder lösen lässt, hat der italienische Magier Ralfo Chefalo (1885–1963) entwickelt. Nach ihm wurde dieser Knoten auch benannt.

»Und wenn es eine Verwicklung gibt, kommt schnell manchmal noch eine zweite dazu.«

Zweite Schlaufe – rechts über links – schlingen.

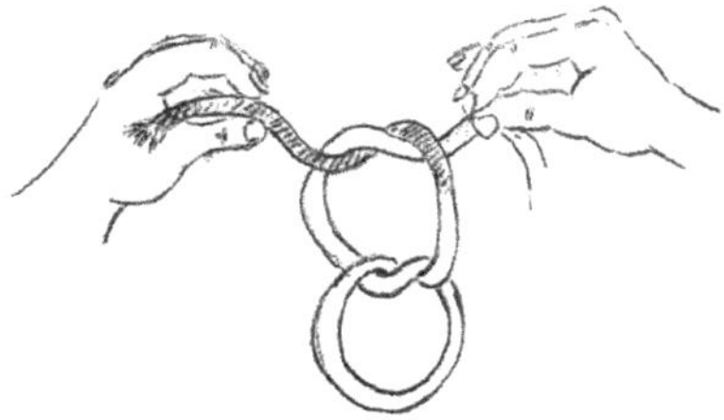

Abb. 5: Lösungsknoten – Schritt 2

»Und wenn man diese Verwicklung schnell wieder auflösen will, gibt es manchmal erst recht ein Durcheinander.«

Mit dem rechten Seilende von hinten (zu sich hin) durch die erste (untere) Schlaufe, dann durch die zweite (obere – auch von hinten zu sich hin) führen.

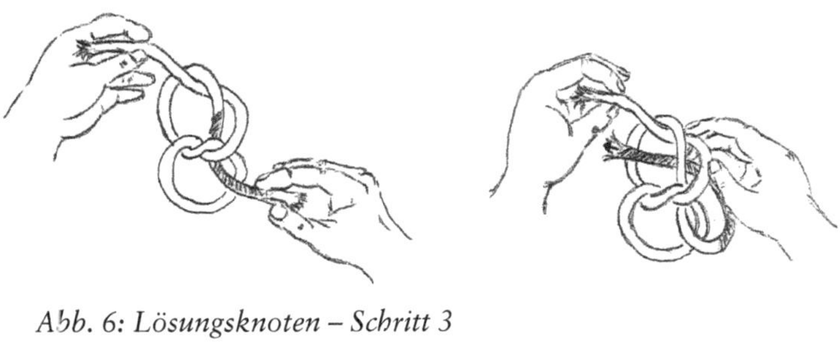

Abb. 6: Lösungsknoten – Schritt 3

Fadenenden vorsichtig auseinanderziehen, sodass ein dicker Knoten zu sehen ist.

»Gut, wenn wir uns dann auf unsere Fähigkeiten besinnen, sie geben uns Kraft und Energie und – schwupps – manchmal können sich sogar dicke Knoten wieder in nichts auflösen.«

Seil lose hängen lassen, kurz und zart pusten und auf »schwupps« den Knoten auseinanderziehen.

Das Geheimnis
Die richtige Art zu knoten hebt die Verknüpfung wieder auf.

Variationen
Das Zauberkunststück »Lösungsknoten« hat sich in der Praxis sehr bewährt. Es eignet sich besonders für den Erstkontakt mit Menschen, die sehr problemfokussiert sind. Es kann sowohl in Familien- und Paartherapie, wie auch in einer Schulklasse, bei Vorträgen, in der Supervision, im Krankenhaus oder in der Zahnarztpraxis eingesetzt werden.

Variationen finden Sie in diesem Buch unter den verschiedenen Kapiteln mit Anwendung. Es lohnt sich, dieses Zauberkunststück zu lernen, da es Ihnen viele weitere Präsentationsmöglichkeiten bietet.

Pannenhilfe
Sollte der Knoten nicht aufgehen, nutzen Sie diese Situation und lösen Sie diese Verknotung langsam und gut sichtbar vor den Augen des Klienten:

Sie könnten zum Beispiel sagen:

»So einfach geht das doch nicht! Jetzt müssen wir schauen, was der erste Schritt ist.«

Stück für Stück löst die Zaubertherapeutin den Knoten auf. Bei jedem Schritt überlegt sie gemeinsam mit dem Klienten, was ihm in seiner Situation helfen könnte.

4.4 Magische Verknüpfungen

Das Wunder
Wie durch Zauberhand entstehen drei Knoten in einem Seil.

Wichtig
Bei diesem Zauberkunststück werden die Knoten immer »Verknüpfung« genannt. Zum einen geht es um die Verbindung und Assoziation mit positiven Erlebnissen. Das Seil mit den Verknüpfungen dient als »Anker« im Alltag. Zum anderen ist der

Begriff »Knoten« oft mit negativen Vorstellungen verbunden und wird im »Lösungsknoten« (vgl. Seite 58) in diesem Sinne eingesetzt.

Material

Ein geschmeidiges, etwa 90 cm langes Stück Seil

Präsentation mit Körperreise

Die ungeliebte Seite lieben lernen: Arbeit mit Frau W.

»In Ihrem Leben gibt es viele Dinge, die gut sind und die Sie anerkennen und schätzen können. Mit manchen Dingen sind Sie nicht so zufrieden. Heute wollen wir uns besonders um diesen Teil kümmern, um die Seite, die Sie gar nicht an sich mögen. Einverstanden?

Heute laden wir diese Seite ein, ans Licht zu kommen.

Setzen Sie sich ganz bequem hin, entspannen Sie Ihre Füße, den rechten und den linken Fuß, den rechten und den linken Unterschenkel, den rechten und den linken Oberschenkel und alle Organe in Ihrem Bauch, den Oberkörper, die rechte Schulter und die linke Schulter einfach entspannen. Den rechten Arm bis in die Hand und den linken Arm bis in die Hand. Ja, genau. Den Hals, den ganzen Kopf. Das Gesicht, die Stirn, die Augen, liebe Augen, entspannt euch, die Nase, die Wangen, der Mund, die Zunge dürfen ganz bequem im Mundraum liegen. Zu spüren, wie sich sogar das rechte Ohr und das linke Ohr entspannen. Den Ohren Raum geben. Und die ganze Kopfhaut entspannen. Und manche können die Kopfhaut besonders gut entspannen, wenn sie sich vorstellen, wie eine liebevolle Hand über den Kopf streichelt und sagt: ›Du bist schon in Ordnung, so wie du bist.‹

Jetzt in diesem entspannten Gefühl darf diese Seite erscheinen. Wenn die Seite da ist, nicken Sie einfach. Ist sie da? Beschreiben Sie: Wie sieht sie aus?

Danke, liebe ungeliebte Seite, dass du gekommen bist. Du bist ja schon lange ein Begleiter von Frau W. Du hast sicher einen Grund, da zu sein. Und oft meinst du es gut mit Frau W.«

An Frau W.: *»Hören Sie ganz genau hin, was sagt diese Seite? Hat sie Ihnen schon mal geholfen? War sie schon für was gut? Braucht diese Seite Wertschätzung? Welche Wertschätzung möchten Sie ihr heute geben? Wie sieht die Wertschätzung aus? Wie hört sich das an, wie sieht das aus? Wie fühlt sich das an? Nimmt Ihre ungeliebte Seite die Wertschätzung an?«*

Wenn die Klientin eine Übereinstimmung gefunden hat und sich vorstellen kann, was die ungeliebte Seite braucht, zeigt die Therapeutin ein Seil.

»Diese Seite braucht im Moment regelmäßig Wertschätzung. Sie bekommt drei Wochen lang eine Intensivbehandlung, morgens, mittags und abends. Frau W., was möchten Sie dieser Seite jeden Morgen geben?«

Wenn die Klientin die Art der Wertschätzung nennt, mit der die Seite morgens behandelt wird, erscheint im Seil die erste Verknüpfung.

»Diese Verknüpfung erinnert Sie daran, dass Sie drei Wochen lang jeden Morgen dieser Seite diese ›Wortmedizin‹ geben.«

Die Zaubertherapeutin nimmt das Seil in beide Hände (Abb. 7, Schritt 1), hält das Seil mit der rechten Hand fest und dreht die rechte Hand so um, dass sich eine Schlaufe bildet (Abb. 7, Schritt 2). Diese Schlaufe legt sie über die Finger der linken Hand (Abb. 7, Schritt 3).

Dieses Schlaufenlegen wird insgesamt drei Mal durchgeführt. Es soll wie ein beiläufiges Aufwickeln wirken. Die Zaubertherapeutin klemmt das rechte Seilende zwischen Mittel- und Ringfinger der linken Hand (Abb. 7, Schritt 4), lässt das linke Seilende los. Sie hält die linke Hand nach unten und umschließt mit der rechten Hand locker die drei Schlaufen (Abb. 7, Schritt 4). Nun zieht sie mit der linken Hand das eingeklemmte rechte Seilende nach oben. So erscheinen nacheinander drei Verknüpfungen.

In der gleichen Weise erscheinen zwei weitere Verknüpfungen für die »Medizin« mittags und abends.

»Damit Sie immer daran denken, gebe ich Ihnen dieses Seil mit den Verknüpfungen mit. Suchen Sie sich einen guten Platz

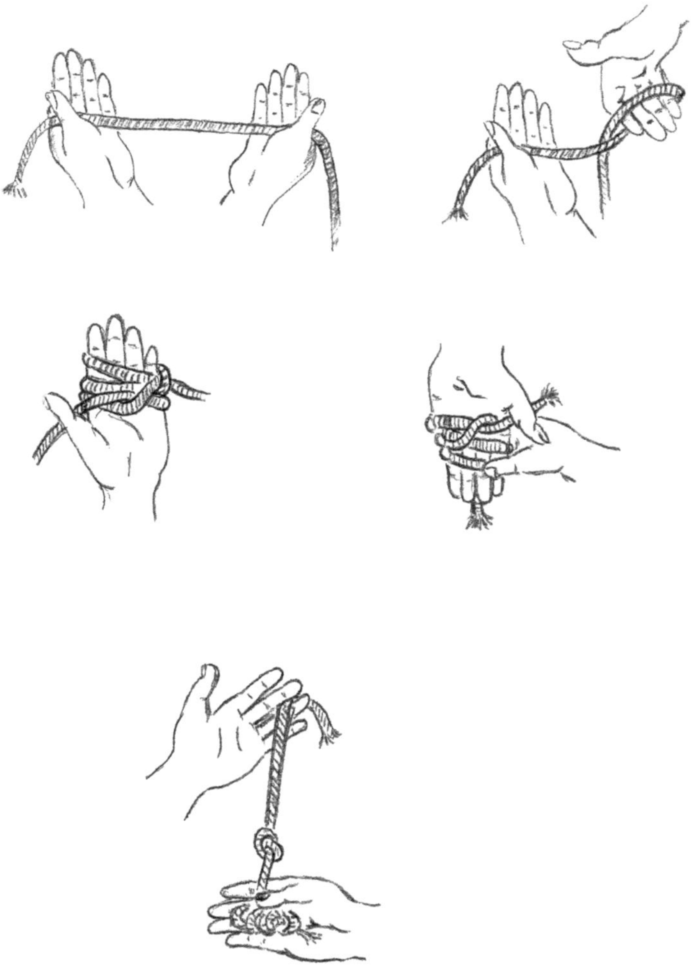

Abb. 7: Magische Verknüpfungen

für dieses Seil. So können Sie sich jeden Morgen mit dieser Verknüpfung daran erinnern: Was braucht diese Seite, damit es ihr gut geht? Und diese Verknüpfung erinnert an die Medizin am Mittag, und diese hier an die Medizin am Abend.«

Das Geheimnis
Auf eine vorgegebene Art und Weise werden um eine Hand Schlaufen gelegt. Wenn das Seil an einem Ende nach oben gezogen wird, erscheinen nacheinander drei Verknüpfungen.

In der teils wörtlich dargestellten Präsentation geht es um die folgenden Schritte:

1. Der ungeliebte Anteil einer Persönlichkeit wird benannt (zum Beispiel Jähzorn).
2. Der Klient versucht, den ungeliebten Anteil zu visualisieren und zu beschreiben (zum Beispiel ein zusammengerollter Igel).
3. Der Klient tritt mit dem ungeliebten Anteil in Dialog – mit dem Ziel, das Bedürfnis hinter dem ungeliebten Teil zu erkennen und zu würdigen (Bedürfnis nach Anerkennung).
4. Eine strukturierte, ritualisierte Handlung, die das Bedürfnis, das hinter dem ungeliebten Anteil steckt, zufriedenstellt (dem Teil ein Versprechen geben: »Wenn mich was ärgert und ich Anerkennung brauche, sage ich das sofort.«).

Versuchen Sie, bei allen Zaubergeschichten entsprechend der jeweiligen Situation Ihre eigenen Worte zu finden. Wer will, kann statt von »Seiten« auch von »Teilen« sprechen, also: den ungeliebten Teil lieben lernen.

Variationen
Dieses Zauberkunststück bietet unterschiedliche Möglichkeiten und ist als Visualisierung eine Hilfe zur

- Wahrnehmung und Verstärkung bei positiven Erlebnissen, Fähigkeiten und Persönlichkeitsmerkmalen,
- Strukturierung von positiven Handlungsmustern sowie zur
- Erinnerung an die in der Therapie gemeinsam entwickelten Handlungsschritte.

Bei der Präsentation geht es um eine Transformation.

Ebenso können Sie einknüpfen:

- drei freudige Erlebnisse zur Ablenkung von einer unangenehmen Behandlung,
- drei neue Schritte (zum Beispiel bekommen Klienten in jeder Therapiestunde ihre zielführenden Entwicklungsschritte eingeknüpft. Zu Hause bekommen diese visualisierten Entwicklungsschritte einen Ehrenplatz) oder
- drei schöne Seiten, die der Klient an einem anderen Menschen mag (zum Beispiel in der Paartherapie).

Probieren Sie es aus – Ihrer Fantasie sind keine Grenzen gesetzt!

4.5 Die acht Karten

Dieses Zauberkunststück ist geeignet, im Zustand der Trance Ziele und Erfolge zu sammeln und zu suchen.

Das Wunder

Der Klient sucht sich aus acht Karten eine Karte aus, und die Zaubertherapeutin findet diese auf magische Art und Weise wieder.

Material

- unterschiedlich farbige DIN-A4-Blätter (von jeder Farbe mindestens zwei), am besten buntes Kopierpapier. Möglich ist auch eine Auswahl von je acht gleichfarbigen Karteikarten.
- Schreib- oder Zeichenmaterial
- Schere

Präsentation

Die Zaubertherapeutin sitzt mit dem Klienten an einem Tisch.

»Wissen Sie, bei mir ist alles anders, und ich zaubere manchmal. Heute widmen wir uns Ihren Erfolgen und Zielen, einverstanden? Damit zaubern wir!«

»Suchen Sie sich zwei Blätter in der gleichen Farbe aus, vielleicht in Ihrer Lieblingsfarbe. Vierteln Sie jetzt Ihre beiden Blät-

ter, indem Sie sie einmal quer und einmal längs falten. So entstehen zwei mal vier gleich große Rechtecke.«

Wenn der Klient das nicht gleich versteht, macht es die Zaubertherapeutin vor.

»Ich leite Sie jetzt in eine Entspannungstrance. Sie können alles so liegen lassen und sich ganz bequem hinsetzen. Genau. Spüren Sie, wie der Stuhl Sie trägt. Die Körperreise beginnt.

Entspannen Sie Ihren rechten Fuß und Ihren linken Fuß. Entspannen Sie Ihren rechten Unterschenkel und den linken …« (Körperreise wie in Kap. 4.4 weiterführen).

»In diesem wunderbaren, angenehmen Zustand können Sie jetzt ganz in Ruhe nachsinnen: Was habe ich bisher erreicht in meinem Leben?

Was habe ich in meinem Privatleben erreicht? Womit bin ich zufrieden? Was habe ich in meinem Beruf erreicht? Womit bin ich zufrieden? Wenn Sie einen Erfolg gefunden haben, nicken Sie bitte kurz.

Und womit bin ich zufrieden, wenn ich an meine Gesundheit denke?

In meiner Freizeit, was habe ich da erreicht? Was gefällt mir?«

Nach viermal Nicken (vier Erfolge) zu den Zielen gehen.

»Was möchte ich noch erreichen in meinem Leben?

Was möchte ich privat erreichen? Welches kleine, mittlere oder große Ziel möchte ich erreichen? Welchen Schritt gehe ich dazu? Wenn Sie was haben, dann einfach nicken.

Und was möchte ich beruflich noch erreichen?

Und was will ich für meine Gesundheit tun?

Und was in meiner Freizeit?

Jetzt können Sie langsam mit Ihren Gedanken wieder in den Raum zurückkommen, Geräusche wahrnehmen, sich rekeln und strecken und langsam die Augen öffnen.

Bleiben Sie in diesem angenehmen, entspannten Zustand, nehmen Sie sich die Blätter, zeichnen oder schreiben Sie auf das erste Blatt Ihre vier Erfolge in je eins der vier gefalteten Felder. Ein Stichwort oder ein Symbol reicht. Und auf das zweite Blatt Ihre Ziele.«

Die Zaubertherapeutin lässt viel Zeit für diesen Prozess.

»Schneiden Sie nun entlang der Faltlinien acht Karten aus. Schauen Sie sich Ihre acht Karten alle in Ruhe an. Suchen Sie sich eine Karte aus, die Sie die nächsten zwei Wochen begleiten soll, aber sagen Sie es mir nicht. Diese eine Karte kann ein Erfolg sein, den Sie zwei Wochen lang genießen und als Ressource bei sich haben. Oder die Karte ist ein Ziel, das Sie in den nächsten zwei bis drei Wochen erreichen wollen. Wenn Sie sich für eine Karte entschieden haben, nicken Sie.

Ich mische jetzt ihre Karten, ihr vielfältiges Leben. Denken Sie, es ist genug gemischt?«

»Ja!«

»Ich mache jetzt zwei Stapel.«

Die Zaubertherapeutin legt zwei Stapel nebeneinander ab, immer im Wechsel eine Karte rechts, eine Karte links.

»Welchen Stapel sollen wir anschauen, den oder den?«

Die Klientin zeigt auf einen Stapel. Die Zaubertherapeutin nimmt diesen Stapel auf.

»Ich zeige Ihnen jetzt die Karten, ohne dass ich sie selbst sehen kann. Ist Ihre Karte dabei?« –

»Nein.«

Bei »Nein« kommt der gezeigte Stapel *unter* den, der noch auf dem Tisch liegt. Bei »Ja« kommt er *auf* den Stapel, der auf dem Tisch liegt.

Dieses Verteilen, Zeigen eines Stapels und Aufeinanderlegen wiederholt die Zaubertherapeutin drei Mal.

Sie legt anschließend die Karten mit der Rückseite nach oben auf dem Tisch aus.

»Konzentrieren Sie sich noch mal auf Ihre gewählte Karte!«

Die Zaubertherapeutin lässt ihre Hand über die Karten kreisen.

»Meine Hand sagt: Da ist die Karte, die Sie gewählt haben. Sie können diese Karte jetzt umdrehen. Ist es diese Karte?«

»Ja, das ist sie.«

»Wunderbar. Wollen Sie mir verraten: Ist es ein Ziel oder ein Erfolg?«

Nun beginnt der Transfer: Ausgehend von der gewählten Karte wird mit dem Klienten erarbeitet, wie er seine Erfolge genießen und nutzen oder seine Ziele Schritt für Schritt erreichen kann. Die Karte soll für ihn ein Anker im Alltag sein. Deshalb bekommt der Klient seine Karten mit nach Hause.

Das Geheimnis

Das Zauberkunststück beruht auf einem mathematischen Prinzip und ist ein »Selbstgänger«.

Wenn Sie den oben dargestellten Ablauf durchführen, ist die vom Zuschauer gewählte Karte beim Auszählen die dritte Karte von oben.

Extratipp

Beim Zusammenlegen der Kartenstapel lenken sie von der Trickhandlung ab, wenn sie den Klienten oder die Zuschauer anschauen. Geschickt ist es, die Karten am Ende scheinbar durcheinander auszulegen. Wenn die Karten in einer Reihe liegen, wäre die dritte Karte leicht an ihrer Position zu erkennen.

Anmerkungen

Wenn man Klienten nach ihren Erfolgen fragt, fällt ihnen oft nichts ein. In einer Entspannungstrance gelingt es ihnen leichter, ihre Erfolge zu entdecken und auszudrücken.

Ich lasse Klienten immer die Wahl: Sie können in Stichworten schreiben oder zeichnen, oder sie können – das ist gerade bei Kindern und Jugendlichen oder bei Erwachsenen mit einem Migrationshintergrund wichtig – mir ihre Erfolge und Ziele sagen, und ich schreibe sie als »helfende Hand« für sie auf.

Variationen

Schön ist das Zauberkunststück mit den acht Karten auch mit gestalteten Karten. Der therapeutische Schwerpunkt liegt dann auf einem anderen Fokus.

Emotionskarten zum Beispiel regen dazu an, eigene Gefühle wahrzunehmen und auszudrücken. Auch Stimmungskarten und

Affirmationskarten eignen sich gut. Eine Auswahl davon finden Sie in Buch- oder Spielwarenhandlungen. Meine Lieblingskarten sind die »Lebenskarten« von Barbara Völkner. Beliebt sind auch Karten mit Schutzengeln. Sie eignen sich in Krisensituationen in der Psychotherapie oder bei medizinischen Behandlungen (Sie passen perfekt unter das Kopfkissen im Krankenhaus).

Eine Seminarteilnehmerin war durch die acht Karten so angeregt, dass sie mit Fotos aus Zeitschriften und mit anderen Illustrationen selbst Karten laminierte und schließlich einen Satz von rund 45 Karten angesammelt hatte. So konnte sie ihre Klienten beim Zaubern immer die acht Karten zu ihren Themen auswählen lassen.

Einsatzbereiche
Dieses Zauberkunststück ist auch beim Erstkontakt in der Einzelarbeit und in der Arbeit mit Gruppen gut geeignet.

Für Teamsupervision und Coaching ist es ein leichtes, lebendiges Mittel: So findet jedes Teammitglied in einer Gruppentrance (ähnlich wie oben beschrieben) ein Ziel für die Entwicklung des Teams oder der Firma.

Pannenhilfe
Falls Sie beim Kartenzaubern einen Fehler gemacht haben und es erscheint nicht die vom Klienten gewählte Karte, sagen Sie: »*Oh, da hat wohl jemand um die Ecke gepustet!*« (bei Kindern). Beim Wiederholungszauber soll es aber dann klappen.

4.6 Der Kraftzauber

Die Stärkungssätze »Kraft, Kraft, Kraft! Ich glaube an mich! Ich glaube an mich! Ich glaube an mich! Ich schaffe es! Ich schaffe es! Ich schaffe es!« werden durch das intensive Wahrnehmen und die Konzentration zu positiven Autosuggestionen.

Kraftzauber mit Test: Das stärkste Kind der Welt

Das Wunder

Nach dem Kraftzauber hat das Zauberkind so viel Kraft, dass ein starker Erwachsener seine auf dem Kopf liegende Hand nicht mehr wegnehmen kann.

Präsentation

»Wir machen jetzt den Kraftzauber, und du wirst überrascht sein, wie viel Kraft in dir steckt. Zuerst machen wir einen Test. Lege deine Hand flach auf den Kopf.«

Die Zaubertherapeutin umfasst von oben das Handgelenk des Kindes und sagt:

»Sicherlich geht die Hand vor dem Kraftzauber ganz leicht weg.«

(Suggestion: »leicht«) Die Therapeutin zieht den Arm nach oben weg.

»Siehst du: ganz leicht! Jetzt aber bekommst du ganz viel Kraft, denn jetzt kommt der Kraftzauber. Wie willst du die Kraft annehmen? So, oder so?«

Die Zaubertherapeutin macht es dem Kind vor: Es kann die Kraft entweder mit überkreuzten Händen annehmen oder mit den Händen nebeneinander.

Die Zaubertherapeutin und alle Anwesenden schicken mit ihren Händen mehrfach und gleichzeitig Kraft in die Arme des Kindes und sagen laut:

»Kraft, Kraft, Kraft!«

Danach dreimal laut:

»Wir glauben an dich!«

Danach dreimal:

»Du schaffst es!«

»Und das Allerwichtigste ist, dass man an sich selbst glaubt. Sag jetzt laut zu dir: ›Kraft, Kraft, Kraft! Ich glaube an mich! Ich glaube an mich! Ich glaube an mich! Ich schaffe es! Ich schaffe es! Ich schaffe es!‹«

(Die Zaubertherapeutin kann dabei leise mitsprechen, um das Kind zu unterstützen.)

»So, und nun lege noch einmal deine Hand flach auf den Kopf! Spüre die Kraft, die du von außen bekommen hast, und vor allem die, die du dir selbst gegeben hast! Spüre den Glauben an dich! Lass die Kraft in deinen Körper strömen! Wie ein Schutzmantel von oben über die Schultern, den Oberkörper, die Arme, die Hände, den Bauch und die Beine bis hin zu den Füßen. Lass dir Zeit, und wenn der Schutzmantel unten bei den Füßen angekommen ist, dann nicke mit dem Kopf.«

»Ich ziehe jetzt an deiner Hand, und diese ***bleibt*** *auf dem Kopf.«* Die Zaubertherapeutin zieht mit *einer Hand* das Handgelenk des Kindes nach oben und sie kann die Hand des Kindes nicht mehr wegziehen.

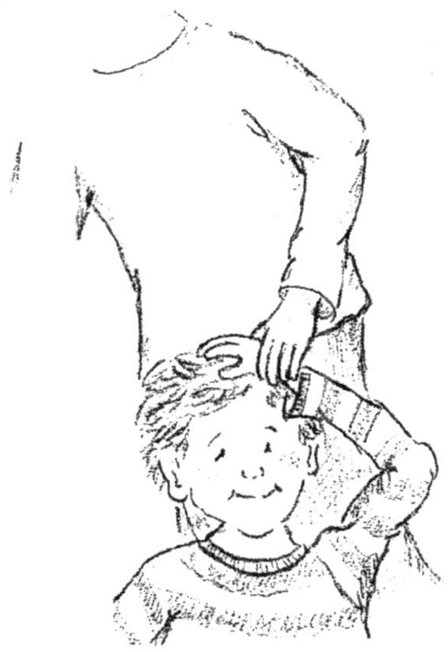

Abb. 8: Kraftzauber

»Boah, schau mal, wie stark du geworden bist und über welche Kräfte du verfügst! Applaus für das stärkste Kind der Welt! Deine Eltern werden staunen, was für ein Kraftkind sie bekommen haben, wenn du deine Hand so fest auf den Kopf zaubern kannst.«

Dieser Kraftzauber stärkt das Kind. Ein starker Erwachsener kann die Hand des Kindes nicht mehr wegnehmen!

Das Geheimnis

Kann man dieses Geheimnis erklären? Ich erlebe: Der Zauber wirkt. Ich nehme an, dass es die Hebelkräfte und die Suggestionen sind.

Anmerkungen

Bei dem Zauberkunststück »Der Kraftzauber« wird die Wirkung der positiven Sprache deutlich. Wenn manche Zauberseminarteilnehmer beim Üben aus Versehen sagen: »Die Hand geht nicht mehr weg«, hört das Kind »weg« und – zack – zieht es die Hand weg. Sagt man dagegen »Die Hand bleibt auf dem Kopf«, gelingt das Zauberkunststück meistens.

Wichtig

Die Erwachsenen dürfen nur mit einer Hand nach oben ziehen.

Pannenhilfe

Wenn ein Kind bereits vor dem Kraftzauber seine Hand ganz fest auf den Kopf drückt und der Erwachsene sie schon da nicht mehr wegnehmen kann, ist es gut, das Kind zu bestärken: »Wow, wie viel Kraft du jetzt schon hast, wie viel Kraft wirst du nachher erst haben!«

Wenn Kinder ihre Kraft nicht einsetzen können und keine Körperspannung haben, hilft es manchmal, für 10 bis 20 Sekunden die eigene Hand beruhigend auf die Hand des Kindes zu legen. Das unterstützt Kinder, sich so zu konzentrieren, dass sie dann ihre Kraft spüren und einsetzen können.

Variation für Erwachsene: »Kraftzauber und Schutzmantel«

Arbeit mit Frau S.:

»Wie Sie wissen, ist bei mir vieles anders: Bei mir wird auch mal gezaubert. Sind Sie bereit für einen Kraftzauber?«

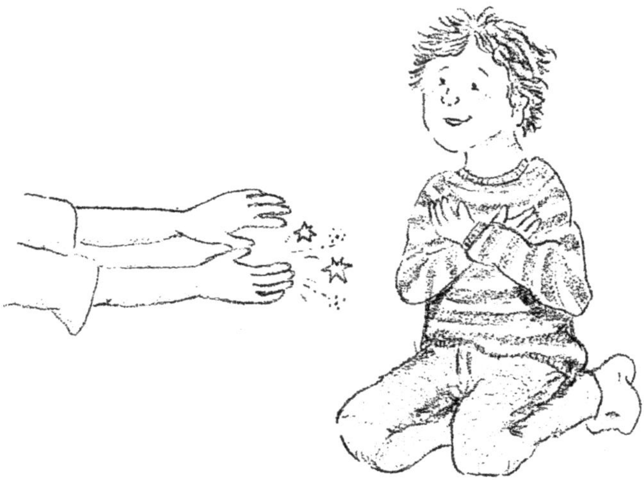

Abb. 9: Kraftzauber und Schutzmantel

Wenn die Klientin ihr Einverständnis signalisiert:

»Setzen Sie sich ganz entspannt hin, mit beiden Füßen stabil auf dem Boden. Legen Sie Ihre Hände mit den Handflächen nach oben ganz entspannt auf die Oberschenkel. Genau, so ist es gut.

Ich schicke Ihnen jetzt gute Worte in Ihre Hände. Nehmen Sie sie zu sich, so vielleicht!«

Die Zaubertherapeutin zeigt der Klientin, wie sie mit ihren Händen den Kraftzauber zu sich holen kann.

Kraftritual ausführen wie bei »Das stärkste Kind der Welt«, dann geht es weiter mit der Schutzmantelvariation für Erwachsene:

»Merken Sie, wie dieser Schutzmantel sich von oben über den ganzen Körper ausbreitet? Was sehen Sie? Welche Farbe hat dieser Schutzmantel? Wie fühlt er sich an?

Dieser Schutzmantel soll Sie beschützen. Alles, was Ihnen guttut, lässt er rein, was Ihnen nicht guttut, bleibt draußen. Lassen Sie alles Wohltuende leicht rein, alles andere schnippt der

Mantel einfach so weg und gibt es zurück an den Absender. Da kommt etwas Gutes, das will rein, und der Mantel spürt das und lässt es ganz leicht rein. Und da kommt wieder etwas, aber das tut nicht gut, und der Mantel spürt das auch und – schwupp – mit einer kleinen Bewegung schickt er das zurück. Und das ist Ihre Fähigkeit, die Fähigkeit, zu spüren, was Ihnen guttut, und es zuzulassen. Und in wichtigen Situationen erinnern Sie sich an Ihren Schutzmantel.

Spüren Sie den Schutzmantel noch mal ganz gut.

Und langsam kommen Sie mit Ihren Gedanken wieder in den Raum zurück, rekeln und strecken Sie sich und öffnen langsam wieder die Augen.«

4.7 Vier Könige bringen gute Gaben

Das Wunder

Obwohl vier Karten ganz zufällig in einen Stapel Karten gesteckt wurden, liegen sie wie durch Zauberei alle plötzlich wieder oben auf dem Stapel.

Material

Ein handelsübliches Skat-Kartenspiel

Präsentation

Praxisbeispiel mit Familie M.:

»Ich habe von Ihnen gehört, dass es bei Ihnen zu Hause derzeit viel Unruhe und Streit gibt. Das ist für Sie manchmal sehr anstrengend und belastend. Ich werde mit Ihnen mit einem Zauberkunststück auf die Suche gehen, was Ihr Zuhause denn braucht, damit es für alle wieder heimeliger und wohliger wird.

Stellen Sie sich einmal vor: Vier Könige kommen zu Ihrem Haus geritten und jeder von ihnen hat eine Gabe dabei. Das Besondere ist, dass Sie sich jetzt wünschen dürfen, welche Gabe jeder dieser vier Könige bringen soll.

Was soll der erste König bringen?

Was soll der zweite bringen?

Was soll der dritte bringen?

Und was der vierte?«

Die Zaubertherapeutin wiederholt die Wünsche der Familienmitglieder und formuliert sie, wenn nötig, in positive Aussagen um. Sie gibt der Familie das Kartenspiel.

»Das wäre jetzt Ihr Zuhause. Wenn man etwas verändern und neu machen will, muss man oftmals alles erst auf den Kopf stellen und neu sortieren. Sie können nun dieses ›Haus‹ einmal ordentlich durchmischen. Fertig? Legen Sie nun den Kartenstapel ab und geben Sie alle Ihre gute Energie in Ihr Zuhause.«

Die Zaubertherapeutin zeigt die aufgefächerten vier Könige.

»Hier sind die vier Könige mit ihren Gaben. Diese vier Könige kommen jetzt zu Ihrem Haus.«

Die Zaubertherapeutin legt die Karten aus ihrer Hand mit der Rückseite nach oben auf das gestapelte Kartenspiel.

»Der erste bringt seine Gabe … ins Haus.«

Die Zaubertherapeutin schiebt die oberste Karte langsam und behutsam in den Stapel. Sie benennt dabei die erste gute Gabe, die sich die Klienten gewünscht haben.

»Der zweite bringt seine Gabe … ins Haus.«

Die Zaubertherapeutin schiebt die oberste Karte langsam und behutsam in den Stapel. Sie benennt dabei die zweite gute Gabe, die sich die Klienten gewünscht haben.

»Der dritte bringt seine Gabe … ins Haus.«

Die Zaubertherapeutin schiebt die oberste Karte langsam und behutsam in den Stapel. Sie benennt dabei die dritte gute Gabe, die sich die Klienten gewünscht haben.

»Der vierte bringt seine Gabe … ins Haus.«

Die Zaubertherapeutin schiebt die oberste Karte langsam und behutsam in den Stapel. Sie benennt dabei die vierte gute Gabe, die sich die Klienten gewünscht haben.

Die Zaubertherapeutin gestaltet dieses magische Ritual so, dass die Familie gut »mitgehen« und sich einfühlen kann.

»Nun wirken diese vier Gaben in Ihrem Zuhause. – Wie sieht es in Ihrem Zuhause jetzt aus? Was hört man in diesem Haus? Wie fühlen Sie sich in diesem Haus?«

Gemeinsam lassen alle ihre Vorstellungen vom neuen Zuhause frei entstehen.

Die Zaubertherapeutin achtet darauf, dass sie ihre Klienten mit den Fragen nach allen Sinnen (VAKOG – visuell, auditiv, kinästhetisch, olfaktorisch und gustatorisch) anregt und sie so ganz lebendig ihr Zuhause »erschaffen« können.

Das Ritual endet mit der Geschichte:

»Wenn nun vier Wochen vergangen sind, und die guten Gaben diese lange Zeit in Ihrem Zuhause gewirkt haben und da verankert sind, sagen sich die Könige ›Es ist Zeit für neue Taten. Hier in diesem Haus ist es uns gelungen: Die Familie hat unsere Gaben gut angenommen. Wir können nun weiterziehen.‹ Und da sammeln sich die Könige wieder.«

Dabei nimmt die Zaubertherapeutin viermal nacheinander jeweils die oberste Karte vom Stapel in die Hand, zeigt diese vier Karten: Es sind wieder die vier Könige.

»Und die Könige ziehen weiter, um gute Gaben in ein anderes Haus zu bringen.«

Das Geheimnis

Bei diesem Zauberkunststück braucht es eine heimliche Vorbereitung: Sie nehmen die vier Könige aus dem Kartenspiel und weitere vier x-beliebige Karten. Die vier Könige werden als Kartenfächer in die Hand genommen und heimlich werden dabei die vier anderen Karten so exakt passend hinter den letzten König gelegt, dass die Bezauberten dies nicht wahrnehmen können: Sie sehen nur die vier Könige.

Extratipp

Die Zaubertherapeutin präsentiert den Kartenfächer für einige Sekunden und schiebt die Karten dann zusammen. Wird der Kartenfächer minutenlang gezeigt, könnten die Bezauberten bemerken, dass die letzte Karte dicker ist.

Falls es Probleme bereitet, die vier Karten unauffällig hinter den letzten König zu bringen, hilft es, wenn die vier Karten schon vor dem Aufnehmen hinter einen König gelegt und mit einer großen Büro- oder einer klitzekleinen Zierwäscheklammer fixiert werden. So kann man in seiner Zauberkiste die Karten in die Hand nehmen und die Klammer unauffällig entfernen.

Anmerkungen

Dieses Zauberkunststück ist eine spielerische Auflockerung und dient der Ressourcenorientierung bei Jugendlichen und Erwachsenen. Es ist gut geeignet für die Familientherapie, um auf zauberhafte Art und Weise und konstruktiv eigene Wertvorstellungen und Ziele in der Familie zu imaginieren. Danach wird es möglich, diese Vorstellungen Schritt für Schritt ganz konkret im Alltag mit Leben zu füllen.

Variation und Erweiterung

Eine Erweiterung zur »Erarbeitung der guten Gaben im Alltag« ist, wenn jedes Familienmitglied drei oder vier gleichfarbige Zaubersteine erhält (das können farbige Glassteine, kleine Halbedelsteine oder auch kleine Zaubersterne sein, jeder in einer anderen Farbe). Wenn einer eine vereinbarte Aufgabe erfüllt hat, also für eine »gute Gabe im Alltag« gesorgt hat, legt er diesen Zauberstein in eine Schale. Die Familie bringt diese Schale (Familienschatz) zur nächsten Therapiesitzung mit.

Das Zauberkunststück »Vier Könige bringen gute Gaben« eignet sich auch für Gruppen und Schulklassen. Die Gruppe wird dann in vier Untergruppen aufgeteilt. Jede Untergruppe sorgt mit bestimmten Verhaltensweisen für eine bestimmte »gute Gabe«, und jeder aus der Untergruppe bekommt dafür Zaubersteine. Immer wenn ein Gruppenmitglied seinen Beitrag für das gute Gruppenklima geleistet hat, wirft er einen Zauberstein in ein Glas.

Das Glas wird in regelmäßigen Zeitabständen in den Mittelpunkt gestellt. So kann man gegenseitige Wertschätzung ermöglichen und gleichzeitig das Erreichen der Ziele visualisieren.

Experimentieren Sie auch mit anderen Kartenbildern (wie mit den vier Damen, den vier Buben oder den vier Jokern aus Rommé-Spielen)! Ihrer Fantasie, wo überall dieses Zauberkunststück gute Gaben hinbringen soll, sind keine Grenzen gesetzt.

4.8 Der gute Wolf

Das Wunder
Zwei gleich große Bilder scheinen beim Bewegen mal größer und mal kleiner zu werden.

Material
Zwei gleich große Kreissegmente, die ganz unterschiedlich gestaltet sein können (im Weiteren »Segmente« genannt). Sie können auch ganz neutral aussehen. Vorder- und Rückseite sind jeweils gleich gestaltet.

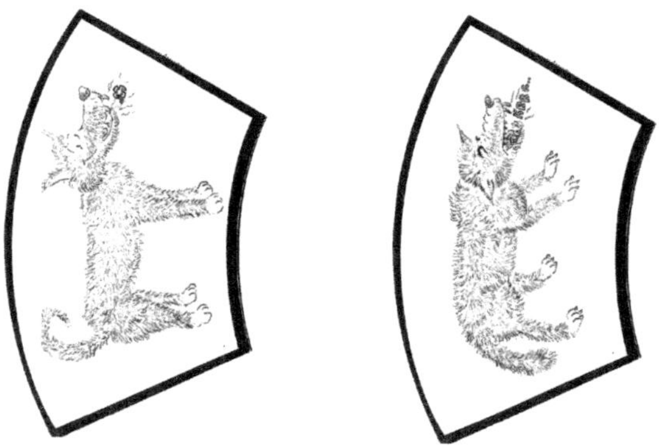

Abb. 10: Segmente mit Wölfen

Präsentation
»Jeder Mensch hat verschiedene Seiten in sich. Oft ist es so, dass wir eine Seite besonders gern haben und die andere nicht leiden können.

Vielleicht kennen Sie das auch: Wenn man die Seite beachtet, die man mag, wird sie größer, und es geht einem ein wenig besser. Wenn wir unsere Stärken beachten, werden wir stärker.

Beachten wir aber die Seite, die wir nicht mögen – unsere Schwächen – werden wir schwach oder ärgerlich, und dann wächst dieser Teil wieder mehr.

Hierzu eine Indianergeschichte, die ich Ihnen gerne vorlesen würde.«

Die zwei Wölfe

Ein alter Cherokee-Indianer lehrte seinen Enkel über das Leben.

»In mir findet gerade ein Kampf statt«, sagte er zu dem Jungen. »Es ist ein schrecklicher Kampf, und er findet zwischen zwei Wölfen statt.

Einer ist Wut, Neid, Traurigkeit, Nachtrauern, Gier, Arroganz, Selbstmitleid, Schuld, Groll, Minderwertigkeitsgefühl, Lügen, falscher Stolz, Überlegenheitsgefühl und das Ego.

Der andere Wolf ist gut. Er ist Freude, Frieden, Liebe, Hoffnung, Gelassenheit, Demut, Freundlichkeit, Wohlwollen, Empathie, Großzügigkeit, Wahrheit, Mitgefühl und Glauben.

Und derselbe Kampf findet auch in dir statt und in jedem Menschen.«

Der Enkel überlegte eine Minute und fragte dann seinen Großvater, welcher Wolf denn gewinnen würde.

Der Großvater: »Der, den du fütterst«

(nach einer amerikanischen Indianerlegende, Autor unbekannt).

Die Zaubertherapeutin nimmt die beiden Segmente mit den Wolfsbildern zur Hand und hält sie übereinander, sodass gut zu sehen ist, dass beide gleich groß sind.

»Wie in der Geschichte ist es so, dass wir alle immer die Wahl haben. Füttere ich den guten mit Freude, Gelassenheit und Hoffnung, dann wird der stärker.«

Dabei bewegt sie die Segmente ganz langsam auseinander. Der Wolf, der wachsen soll, bewegt sich in Richtung der (vorgestellten) Kreismitte.

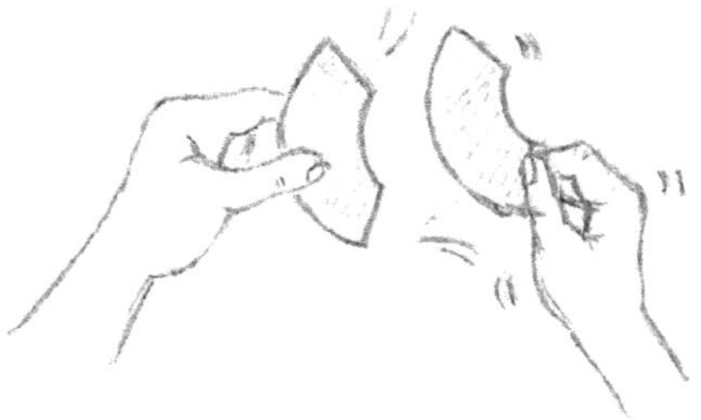

Abb. 11: Handführung: Der gefütterte Wolf wird scheinbar größer

»Füttere ich den anderen mit Neid, Gier und Groll, dann wird der stärker. Wen nähre ich und wem gebe ich die Energie?«

Jetzt bewegt sie den anderen Wolf ganz langsam Richtung Kreismitte.

Fragen zur Weiterarbeit in der Therapie können sein:

- Wie und womit nähre ich einen Teil?«
- Warum wird der schwierige Teil manchmal zu groß?«
- Wie kann ich meine Stärken noch besser pflegen und zeigen?«

Die »Segmente« können zur Bestandsaufnahme des »Fütterverhaltens« immer wieder wie ein Anker aufgegriffen werden.

Variationen

Die beiden Kreissegmente können ganz unterschiedlich gestaltet sein: Sie können neutral aussehen, sie können fertig bebildert sein oder von den Klienten ganz individuell gestaltet werden, zum Beispiel mit Symbolen für die Dinge, die sie an sich mögen oder eben nicht mögen.

Bei fertig gestalteten Segmenten sehen die Vorder- und Rückseite jeweils gleich aus.

Gegensätzliche Motive können sein:

- Pechvogel und Glückspilz
- Goldmarie und Pechmarie
- Frau Fürsorge und Frau Strafe
- Unruhestifter und Friedensstifter

- Mutige und Zweiflerin
- Motzer und Chiller

Variation: Positive Ohrwürmer zaubern
Geschichte zum Erzählen:
Die meisten Menschen haben einen Ohrwurm, der wie eine Souffleuse als eine Stimme im Ohr meist dann seinen Einsatz hat, wenn es irgendwie nicht ganz so weitergeht. Der Ohrwurm soll uns helfen, uns unterstützen bei Fragen, Unklarheiten, Unsicherheiten und Entscheidungen. Nun gibt es verschiedene Ohrwürmer: Einer flüstert dem Menschen negative Worte und Sätze ins Ohr, die schwächen, der andere dagegen flüstert Positives, das stärker macht.

Der eine Ohrwurm spricht negative Dinge ins Ohr eines Menschen, sodass sich der Körper und das Gesicht anspannen, manchmal sogar verkrampfen. Der andere spricht positive Worte, und dann entspannt sich das Gesicht, der Mensch strahlt und ein aufgerichteter Körper ist die Folge (Neumeyer 2019, S. 64).

Die Zaubertherapeutin unterhält sich mit dem Klienten über Ohrwürmer. Hat der Klient Ohrwürmer? Welche? Hat er den positiven Ohrwurm schon mal gehört? (Manche Erwachsenen meinen, dass sie gar keinen positiven Ohrwurm haben, sondern nur einen negativen: »Ich lob mich nie!«)

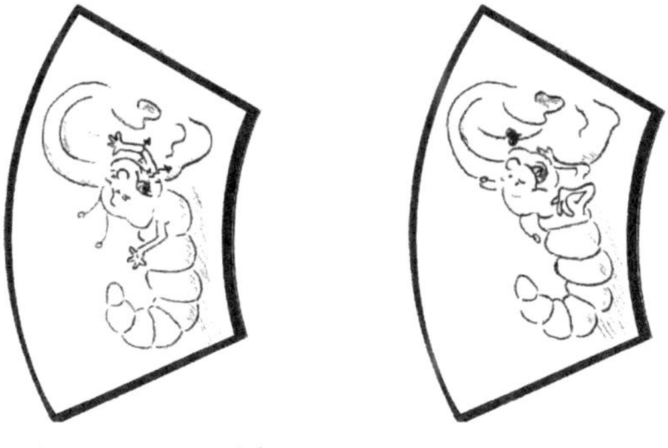

Abb. 12: Segmente mit Ohrwürmern

Die Zaubertherapeutin nimmt die beiden Segmente mit den Ohrwurmbildern zur Hand und hält sie übereinander, sodass gut zu sehen ist, dass beide gleich groß sind.

»Schauen Sie, ich hab hier zwei Ohrwürmer. Der eine ist der freundliche, der Ihnen Gutes sagen könnte. Der andere, das ist der Motzer, der immer mit Ihnen meckert und schimpft, dem nie etwas gut genug ist. Kennen Sie das?

Nun ist es bei den beiden Würmern so, dass sie wie alle Lebewesen zum Wachsen gefüttert werden müssen.

Wenn der freundliche, aufbauende fast nie Futter gekriegt hat, ist er kaum zu hören. Aber der andere, der Motzer, hat viel Futter bekommen und wurde immer größer.«

Dabei bewegt sie die Segmente ganz langsam auseinander. Der Ohrwurm, der wachsen soll, bewegt sich in Richtung der (vorgestellten) Kreismitte.

»Wenn jetzt der freundliche Futter bekommt, kann er auch größer werden und Sie ganz prima aufbauen und unterstützen.«

Jetzt bewegt sie den anderen Ohrwurm ganz langsam Richtung Kreismitte.

»Hätten Sie Lust, Futter zu sammeln, das der freundliche, aufbauende Ohrwurm braucht? Der braucht schon ein wenig Kraftfutter, damit er das aufholen kann, oder? Vielleicht für zwei bis drei Wochen eine Intensivkur mit Kraftfutter?«

Anmerkungen

Dieses Zauberkunststück ist ein schönes Sinnbild für die Ego-State-Therapie, die damit arbeitet, verschiedene Persönlichkeitsanteile in sich in harmonischen Einklang zu bringen. Es stärkt die Eigenverantwortung der Klienten und regt sie an, den therapeutischen Prozess im Alltag weiterzuführen.

4.9 Die Feenrakete (mit Variationen)

Die kleine gute Fee ist mit ihrer Feenrakete seit Beginn dieses Jahrtausends viel herumgekommen. Sie durfte in Polen bei Hypnotherapeutinnen, in Wien bei Kindern im Krankenhaus und in der Schweiz bei therapeutischen Puppenspielern landen.

Sie gehört zu jedem meiner Vorträge und zu allen Einführungsseminaren zum Therapeutischen Zaubern. Aus diesen Seminaren heraus fand sie eigene Wege und landete zum Beispiel in Tübingen bei der Psychologin Dr. Angelika Schlarb, um Kindern beim Einschlafen zu helfen. Manches Mal wurde sie auch schon als Gruß an geliebte Verstorbene in den Himmel geschickt.

Immer hat sie viel Hoffnung im Gepäck und bleibt einfühlsam und anpassungsfähig.

Ich habe mehrfach erlebt, wie die helfenden Worte der kleinen Fee im Alltag in schwierigen Situationen selbst lange nach dem Erleben dieses Zauberkunststücks bei großen und kleinen Zauberassistenten einfach auftauchen und unterstützen.

Das Hundegebell

Einige Wochen nach der Vorführung der Feenrakete für meine Tochter sind wir in den Gebäuden eines Tierschutzvereins. Wir brauchen einen Nagerkäfig, und der befindet sich im hintersten Winkel des Areals. Man muss an unzähligen laut bellenden Hunden in ihren Zwingern vorbei. Kein angenehmes Unterfangen, und die Mission Nagerkäfig gerät ins Wanken. Meine Tochter wagt sich nicht daran vorbei, auch meine Hand und meine Erklärungen helfen nicht. Ohne mein Zutun hält sie sich plötzlich die Ohren zu und spricht im selben Tonfall wie bei dem Zauberkunststück der Feenrakete die Worte der kleinen Fee: »Wenn ich etwas will, wenn ich etwas wirklich will, was ich schaffen kann, dann werde ich es schaffen!« Sie geht mit zugehaltenen Ohren los und wiederholt immer wieder diese Worte, bis sie den 200 Meter langen Weg bewältigt hat.

Für mich war dies ein magischer Moment, und mir war klar, dass Zaubern bei der Lösung von Konflikten helfen kann und es Platz in meiner therapeutischen Arbeit bekommen wird.

Aus der Abschlussarbeit zur Zauberausbildung von Janette Erhard, November 2009:

»Die Feenrakete begleitet mich in meiner beruflichen Entwicklung und entwickelt sich immer hypnotherapeutischer. In die Präsentation sind viele feine Suggestionen und Tranceelemente eingestreut. Zudem haben sich Rituale mit dem ›Feenstaub‹ und dem ›Zündpulver‹ entwickelt, die gerade im therapeutischen und medizinischen Bereich als eine Art ›hypnotherapeutisches Medikament‹ wirken können.«

Das Wunder
Ein Teebeutel wird zur Feenrakete und kann fliegen.[4]

Präsentation mit hypnotherapeutischen »Einstreuungen«
Die Zaubertherapeutin hält einen Teebeutel am Aufhänger in der Hand und zeigt ihn dem Klienten:

»Das ist die verzauberte Rakete einer guten Fee! Einer Fee, die auf die Erde kommt, um den Menschen hier im Raum die Kraft zu bringen, damit sie sich ihre eigenen Wünsche erfüllen können.

Aber, ach, da gibt es auch noch drei böse Feen …«

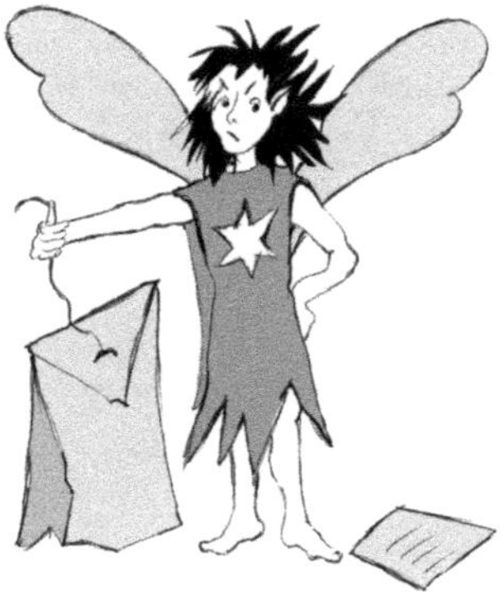

Abb. 13: Die Feenrakete – die erste böse Fee

4 Illustration: Christa Berger, © Lambertus Verlag; mit freundlicher Genehmigung des Verlags.

Die Zaubertherapeutin streckt drei Finger einer Hand aus:

»... die sind sehr neidisch und sehr, sehr böse. Sie wollen nicht, dass die gute Fee auf die Erde kommt, um den Menschen hier im Raum die Kraft zu bringen, damit sie sich ihre eigenen Wünsche erfüllen können. Wo kämen wir denn hin, wenn jeder sich seine Wünsche erfüllen würde!

Deshalb schleichen sie sich heimlich an die Zauberrakete, und die erste böse Fee reißt den Zünder der Rakete ab. Zack!«

Die Zaubertherapeutin reißt den Papieraufhänger des Teebeutels ab und legt den Teebeutel auf einem Teller ab.

»Die gute Fee sieht: kein Zünder mehr! ›Aber‹, sagt sie sich, ›wenn ich etwas will und wenn ich etwas wirklich will, dann finde ich eine Lösung.‹ Das hören die drei bösen Feen und ärgern sich sehr, denn sie wollen nicht, dass die kleine, gute Fee auf die Erde kommt, um den Menschen hier im Raum die Kraft zu bringen, damit diese sich ihre eigenen Wünsche erfüllen können. Wir wissen nicht, warum die bösen Feen so böse sind. Vielleicht sind sie so böse, weil sie es sich nicht gut gehen lassen, und sind deswegen neidisch. So schleichen sie sich heimlich an die Zauberrakete, und die zweite böse Fee reißt die Zündschnur der Rakete ab. Zack!«

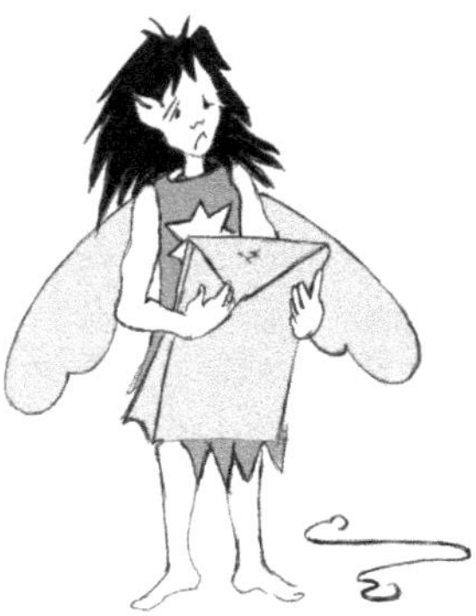

Abb. 14: Die Feenrakete – die zweite böse Fee

Die Zaubertherapeutin reißt den Aufhängefaden des Teebeutels ab.

»Die gute Fee kommt, sieht: keine Zündschnur mehr! Und ohne Zündschnur geht's schon gar nicht. Aber: ›Wenn ich etwas will und wenn ich etwas wirklich will, dann schaffe ich das auch!‹ Die drei bösen Feen denken: ›Das darf doch wohl nicht wahr sein! Selbst jetzt gibt sie noch nicht auf! Wir trauen der zu, dass sie's doch noch schafft!‹ Aber sie wollen nicht, dass die gute Fee auf die Erde kommt, um den Menschen hier im Raum die Kraft zu bringen, damit diese sich ihre eigenen Wünsche erfüllen können. Sie schleichen sich heimlich an die Rakete ran, und die dritte böse Fee stiehlt den ganzen Zündstoff aus der Rakete. Zack!«

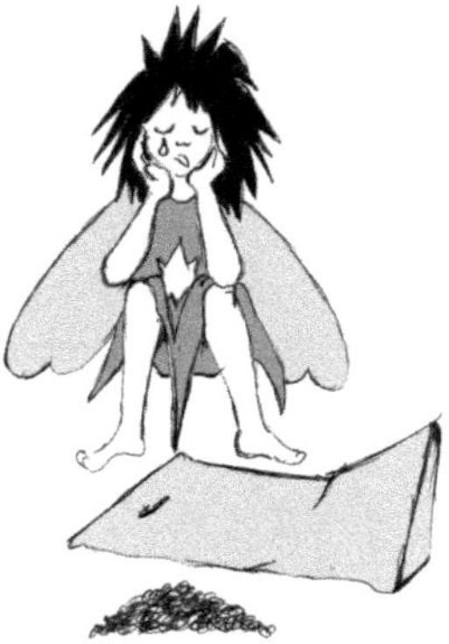

Abb. 15: Die Feenrakete – die dritte böse Fee

Die Zaubertherapeutin löst die Klammer am Teebeutel und entfernt das »Raketenpulver.«

»Die gute Fee sieht: ›Oje, kein Treibstoff mehr! Da brauch ich gar nicht mehr zu überlegen, da gibt es gar keine Lösung mehr, das ist ja schlimm. Von wegen: Wenn ich etwas will und wenn ich etwas wirklich will, dann schaffe ich das auch! Da heißt es: immer eine Lösung suchen! Aber da brauch ich gar nicht überlegen, da gibt's keine Lösung!!!‹

Irgendwann erinnert sie sich an einen Satz ihrer Großmutter. Großmutter sagte immer: Wenn du gar nicht mehr weiterweißt und gar keine Idee mehr hast, mach einfach einen Schritt, und vielleicht kommt dir dann doch eine Idee. Die gute Fee denkt sich: Da brauch ich gar keinen Schritt zu machen, da kommt mir keine Idee mehr, das ist fertig hier. Und nur aus Liebe zu ihrer Großmutter macht sie weiter und stellt die leere Rakete auf.« Die Zaubertherapeutin faltet die Teebeuteltüte auf und stellt sie auf den Teller auf.

»Und jetzt kommt ihr eine Idee: Ich hole mir Hilfe von außen. Und mit Hilfe von außen zündet sie ihre Rakete.«

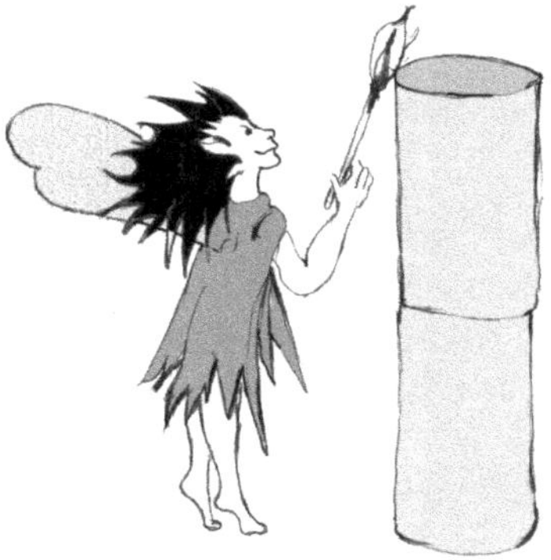

Abb. 16: Die Zündung der Feenrakete

Die Zaubertherapeutin steckt die Teebeutelröhre oben mit einem Zündholz an und fängt an zu zählen:

»Zehn, neun, acht …«

Alle zählen mit, der angezündete Teebeutel brennt zu zwei Dritteln ab und

»… und sie geht los …«

… der Teebeutel beginnt langsam und zunehmend schneller abzuheben und wieder herunterzuschweben und landet auf dem Teller …

»… und kommt auf die Erde, um den Menschen hier im Raum die Kraft zu bringen, damit sie sich ihre eigenen Wünsche erfüllen können.«

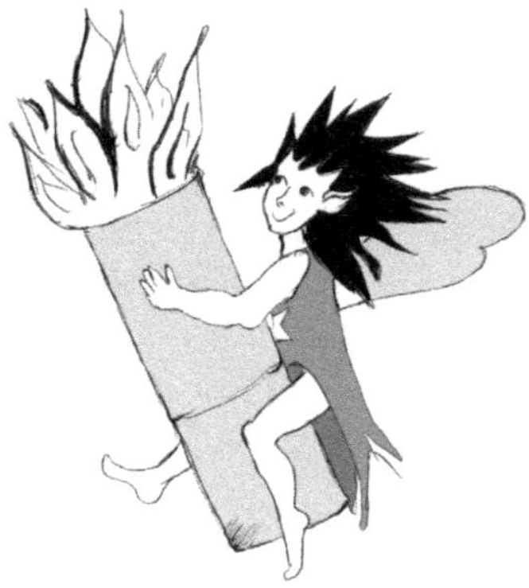

Abb. 17: Die Feenrakete geht los

Zusätzliche therapeutische Rituale zur Feenrakete

Die Asche des Teebeutels schwebt im Raum und kann aufgefangen werden. Diese Asche ist im Rahmen des Zauberkunststücks der »Feenstaub«, den die Zaubertherapeutin sammeln und weitergeben kann.

In der Einzeltherapie kann das Kind oder der Erwachsene diesen Feenstaub als Kraftpulver auffangen und mitnehmen. Die Zaubertherapeutin kann dazu ein kleines Schächtelchen, ein goldenes Mini-Kuvert, einen Flakon oder ein kleines Gläschen vorbereiten und mit Sternchen oder einem Namen oder mit dem Text »eine Prise Feenstaub für die zauberhafte ...« verzieren.

Manchmal wirkt ein Hauch Feenstaub – mit guten Worten auf dem Handrücken, dem Brustbein oder der Stirn eingerieben – Wunder: Dieses Einreiben richtet Menschen wie eine Salbung auf die eigene Kraft und Stärke aus.

Bei einer Gruppe »verschenke« ich die Kraft des Feenstaubs, indem ich die schwebende Asche mit den Händen jedem und jeder Einzelnen zuwedle.

Während der Präsentation oder anschließend rege ich die Zuschauer dazu an, sich einen erfüllbaren Wunsch zu überlegen, den sie sich in den nächsten Tagen erfüllen können. So wird aus dem passiven Geschenk der Kraft eine Aktivität, und Eigeninitiative und Selbstwirksamkeit werden angeregt (vgl. Neumeyer 2000, S. 256 ff.).

Extratipp
Natürlich können Sie außerdem zur Verstärkung der Suggestion »Wenn ich etwas will, und wenn ich etwas wirklich will« das Teepulver mit heißem Wasser aufgießen und diesen »Zaubertrank« schluckweise trinken lassen.

Variation für Jugendliche
Wenn Jugendliche mit einer »Feenrakete« nichts anfangen können, könnte die Rakete auch anderen Hoffnungsträgern dienen. Es gibt in jeder Zeit magische Wesen, die gerade besonders bekannt und beliebt sind. Das können gute »Aliens« oder »Avatare« oder »Star Wars«-Helden sein. Wichtig ist herauszufinden, was den einzelnen Jugendlichen interessiert. Dann kann es die Zauberrakete dieser Idole sein.

4.10 Vier Leichtgewichte heben mit acht Fingern einen schweren Menschen hoch

Ein sehr altes, warum auch immer in Vergessenheit geratenes »Kunststück«, das die Kraft und Energie von guter Teamarbeit und gesammelter Konzentration sichtbar macht. Es ist sehr gut geeignet für die Arbeit mit Gruppen von Jugendlichen und Erwachsenen. Ideal auch für die Supervision oder das Coaching von Arbeitsteams. Es macht deutlich: »Nur gemeinsam sind wir stark« oder »Das Team ist der Star«.

Das Wunder
Vier Leute heben nur mit ihren Zeigefingern einen Menschen vom Stuhl hoch.

Material
Ein Stuhl ohne Armlehnen

Präsentation

»Meine Damen und Herren, ob Sie's glauben oder nicht, diese vier unbedarften jungen Menschen werden gleich so viel Zauberkraft entwickeln, dass sie einen schweren Menschen nur mit ihren acht zarten Zeigefingern vom Stuhl hochheben können. Wer möchte für einen Moment dieses zauberhafte Schwebegefühl erleben?«

Ein Zuschauer meldet sich.

»Bitte setzen Sie sich auf diesen Stuhl.«

Zu den vier »Hebern«: *»Stellen Sie sich so hin, dass zwei von Ihnen links vom Stuhl und zwei rechts vom Stuhl stehen. Falten Sie Ihre Hände und strecken Sie dann nur die beiden Zeigefinger aus, sodass diese aneinander liegen. Legen Sie ihre Finger in den Achselbeugen und den Kniekehlen an. Versuchen Sie Vier nun ohne Zauberkraft, ganz normal, nur mit Ihren Zeigefingern, diesen Menschen hochzuheben! Versuchen Sie es!«*

Die vier »Heber« versuchen es und scheitern vermutlich (wenn es nicht gerade »Kraftprotze« sind).

»Nun, meine Damen und Herren, kommt die gesammelte Zauberkraft dazu.«

Die Zaubertherapeutin stellt sich zu den »Hebern« und leitet sie an: *»Als Erstes streckt einer von Ihnen eine Hand aus und ›legt‹ sie mit einem ›Luftpolster‹ von etwa fünf Zentimetern auf den Kopf des Sitzenden.«*

Die Zaubertherapeutin macht das einmal vor.

»Dann legt der Nächste seine Hand darüber und der Nächste … und der letzte, bis alle Hände übereinander angeordnet sind … Sammeln Sie sich nun und …«

Die Zaubertherapeutin bewegt ihre beiden Hände kreisend über dem »Händeturm«:

»Konzentriert und leicht, ganz konzentriert und leicht und konzentriert und leicht. Falten Sie nun wieder Ihre Hände und strecken Sie die Zeigefinger aus. Legen Sie ihre Finger in den Achselbeugen und den Kniekehlen an. Und nun heben Sie diesen Menschen konzentriert und leicht hoch!«

Das Geheimnis

Wie beim Kraftzauber »wächst« auch hier die Kraft durch ein Ritual, das die Konzentration und Fokussierung jedes einzelnen »Hebers« und die Synchronisation, also zum gleichen Zeitpunkt vereint zu handeln, ermöglicht. So kann dieses Wunder gelingen.

5 Übersicht: Welches Zauberkunststück kann ich wann und wozu einsetzen?

In diesem Buch sind 10 Zauberkunststücke zum Erlernen und Präsentieren dargestellt (Kap. 4.1–4.10). Jedes dieser Zauberkunststücke kann, entsprechend variiert, für pädagogische, therapeutische und behandelnde Arbeitsfelder geeignet sein. In den beiden folgenden Tabellen sehen Sie, wann und wofür die Zauberkunststücke mit der im Buch dargestellten Präsentation schwerpunktmäßig eingesetzt werden können. Das kann den Einstieg ins therapeutische Zaubern erleichtern.

- Die erste Tabelle bietet Ziele an: Was möchten Sie mit dem Zauberkunststück erreichen?
- Die zweite Tabelle geht von Arbeitsbereichen und Klientengruppen aus: Mit wem oder wo wollen Sie therapeutisch zaubern?

Ausdrücklich möchte ich Sie ermuntern, immer wieder Ihre eigenen Erfahrungen und Ihre Kreativität zu nutzen und vor allem bei jeder zauberhaften Intervention die individuelle Situation Ihrer Klienten einzubeziehen.

Erklärungen zu den Tabellen:

*	=	gut geeignet
**	=	besonders gut geeignet
S	=	Seitenzahl
V	=	Variation (beim Zauberkunststück beschrieben)
B	=	Beispiel aus der praktischen Anwendung

	Erweckung	Fridolina	Lösungsknoten	Verknüpfungen	acht Karten	Kraftzauber	Vier Könige	Der gute Wolf	Feenrakete	Leichtgewichte
Kapitel u. Seitenzahl	4.1 S. 52	4.2 S. 54	4.3 S. 58	4.4 S. 60	4.5 S. 65	4.6 S. 69	4.7 S. 74	4.8 S. 78	4.9 S. 82	4.10 S. 89
Erstkontakt erleichtern	**	*	**	*	*V: S. 69		*	*	*	
Beziehung schaffen		*	*	*	*	*	*		*	*
Mut wecken	*	**	*	**	*	*	*		**	*
Kraft schöpfen	*	**	**	**	**	**	**	*	*	**
Perspektive wechseln	**	*	**	*	*	**	*	**	*	*
gute Erfahrungen verankern	**	*		**	**	*	*			
Ziele anschaulich sichern				**	*		**	**		

Tab. 1: Anwendung der Zauberkunststücke nach Zielen angeordnet

	Erweckung	Fridolina	Lösungsknoten	Verknüpfungen	acht Karten	Kraftzauber	Vier Könige	Der gute Wolf	Feenrakete	Leichtgewichte
Kapitel u. Seitenzahl	4.1 S. 52	4.2 S. 54	4.3 S. 58	4.4 S. 60	4.5 S. 65	4.6 S. 69	4.7 S. 74	4.8 S. 78	4.9 S. 82	4.10 S. 89
Kindergarten	*		*		* V: S. 69	* B: S. 13		*	*	
Schule	*	*	** V: S. 60 u. S. 98	**	* V: S. 69	*	* V: S. 77	**	* V: S. 89	**
Zahnarzt	*	** B: S. 102	*	* V: S. 65	* V: S. 69	**			*	
Kinderarzt	*	*	*	* V: S. 65	* V: S. 69	**				
Ambulanz/ Krankenhaus		**	*		* V: S. 69	** B: S. 13	*			
Logopädie	*	* B: S. 105	* V: S. 15	*	* B: S. 45	*	*	*	* V: S. 89	

Tab. 2: Anwendung der Zauberkunststücke nach Arbeitsbereichen angeordnet

	Erweckung	Fridolina	Lösungsknoten	Verknüpfungen	acht Karten	Kraftzauber	Vier Könige	Der gute Wolf	Feenrakete	Leichtgewichte
Ergotherapie	*	* B: S. 106	* V: S. 15	*	* B: S. 45	*	*	*	* V: S. 89	
Physiotherapie	*	**	* V: S. 15	*	* V: S. 68	**	*		*	
Psychotherapie	*	*	** B: S. 15 u. 49	** V: S. 64	* B: S. 45	*	**	** V: S. 78	** B: S. 113	*
Beratung/ Coaching für Erwachsene		* V: S. 58	** V: S. 15	** V: 64	* B: S. 45	* V: S. 72 B: S. 38	** auch: V: S. 77	** V: S. 78	**	**
Heilpädagogik	*	*	* V: S. 15	**	* V: S. 69	* B: S. 115	*	*	*	
Eltern-Kind-Gruppen	*		** V: S. 15		* V: S. 69	**	*	**	**	*
Zaubern mit Menschen mit Behinderungen	*	*	*	*	* V: S. 69	**	*	* V: S. 78	*	

Tab. 2: Anwendung der Zauberkunststücke nach Arbeitsbereichen angeordnet (Fortsetzung)

6 Anwendungsbeispiele: Therapeutisches Zaubern in verschiedenen Arbeitsbereichen

Wie hilfreich das Therapeutische Zaubern in verschiedensten sozialen und medizinischen Bereichen sein kann, erfahre ich auch von meinen vielen Seminarteilnehmerinnen, die bei mir Therapeutisches Zaubern erlernt haben.

Am Ende ihrer Ausbildung führen die »Zauberlehrlinge« ganz konkret eigens geplante Zauberprojekte mit Klienten durch und schreiben darüber eine Abschlussarbeit. Jedes Zauberprojekt wird von einem Zauberauftritt des Klienten vor Angehörigen und/oder Freunden gekrönt.

6.1 Zaubern im Kindergarten

Ein Beispiel aus der Abschlussarbeit zur Zertifizierung von Sonja Kaschubs:

Das stärkste Kind

Tamara war sechs Jahre alt und lebte als einziges Kind bei ihren Eltern. Im Kindergarten zeigte Tamara häufig ängstliches Verhalten, und je näher der Schuleintritt und damit der Abschied vom Kindergarten kam, umso mehr zog sich Tamara zurück, wirkte bedrückt, lehnte Spielangebote ab, wollte nichts Neues mehr wagen.

Die Erzieherin und Zauberauszubildende wollte Tamara zauberhaft unterstützen, wieder Freude an Dingen zu haben, die sie gerne tut.

Sie stellte um das Mädchen herum eine Zaubergruppe aus insgesamt drei Kindern zusammen. Diese Gruppe sollte zum Abschluss des Kindergartenjahrs bei einem großen Zirkusfest eine Zaubershow zeigen.

In sechs klar strukturierten »Zaubertreffen« mit sich wiederholenden Ritualen in einem zauberhaft vorbereiteten Raum erlernten die Kinder alles für den Zauberauftritt.

Bei ihnen wurde der »Zaubergeist geweckt« (siehe Seite 52), und gemeinsam mit ihrer ureigenen Zauberkraft brachten sie bei jedem Treffen eine Wunschkugel zum Leuchten. Jedes Kind erzählte, was es gerne lernen wolle, und suchte sich aus einigen Plastiktieren ein »Krafttier« zur Stärkung aus.

Tamara wünschte sich, stark sein zu können, und wählte den Löwen als ihr Krafttier aus. Weil sie stark sein wollte, wurde mit ihr beim ersten Zaubertreffen das Zauberkunststück »Das stärkste Kind der Welt« durchgeführt. Sie strahlte, als sie an ihrem Arm vom Boden weggehoben werden konnte. Dieses gute Gefühl der Stärke trug sie auch durch schwierige Momente. Einmal konnte sie sich zum Beispiel an überhaupt nichts erinnern, was sie schon einmal Gutes gemacht hatte. Die anderen Kinder wussten es: »Du warst doch schon mal ›das stärkste Kind der Welt!‹« (siehe Seite 70).

Jetzt konnte Tamara auch lachen.

Die Zaubererzieherin erlebte fasziniert und erstaunt, wie die Gruppe innerhalb von nur sechs wöchentlichen Treffen selbstständiger wurde und deutlich mehr Eigeninitiative und Selbstvertrauen an den Tag legte. Alle Kinder hatten große Freude am Zaubern, ließen sich verzaubern und verzauberten sich gegenseitig. Beim Abschlussfest genoss Tamara ihre Show sichtlich, sie plauderte unbefangen mit dem Publikum und lud dieses ein, mit viel »Zauberpuste« beim Zaubern mitzuhelfen.

Die Zaubererzieherin war überzeugt, Tamara mit ihrer Zaubergruppe optimal motiviert und in ihrer Entwicklung gestärkt zu haben. Tamara wirkte überwiegend freudig und gelöst, zeigte Eigeninitiative und äußerte, sie freue sich auf die Schule. Ihr gelungener Zauberauftritt war häufig Thema, und sie war sichtlich stolz auf sich.

Die Kinder dieser Gruppe waren alle sechs Jahre alt und damit an der Grenze zum Schulkind – noch nicht ganz der magischen Phase der Kindheit entwachsen, aber doch in der Lage, einigen Dingen auf den Grund zu gehen.

Deshalb sind einige Zauberkunststücke Geheimnisse geblieben, die Kinder glaubten zum Beispiel an ihre Zauberkraft, wenn sie die Wunschkugel zum Leuchten brachten.

Andere Geheimnisse wurden gelüftet und in der Zaubergruppe gehütet – einfache Kunststücke, deren Trickgeheimnis sie durchschauen und handhaben mussten, um ihre Zuschauer zu verzaubern und diesen wiederum ein Geheimnis vorzugeben.

6.2 Zaubern in der Schule

Weil Zaubern fast alle Kinder im Schulalter interessiert, sind therapeutische Zauberkunststücke ein ideales Transportmittel für pädagogisch-therapeutische Anregungen in der Schulklasse.

Die Lehrerinnen und Lehrausbilderinnen, mit denen ich beruflich zu tun habe, berichten, die Situation in den Schulen sei in den letzten Jahren schwieriger geworden. Sie erleben in ihren Klassen viel unruhiges, unkonzentriertes Verhalten und wünschen sich mehr echte, intrinsische Motivation und ruhigere Momente. Wie schön, wenn es da gelingt, eine gute Atmosphäre zu zaubern!

Lehrerinnen, die sich mit ein oder zwei Zauberkunststücken als Zauberin vor einer Klasse zeigen konnten, können in der Folge vielfältige, zauberhafte Rituale als Bewegungselemente zur Lockerung und Entspannung oder ressourcenorientierte Zauberkunststücke in den Unterricht einbauen. Sie werden jetzt als Lehrerinnen mit besonderen Fähigkeiten gesehen, und in diesem magischen »Spiel« gelingt es den Schülern oft, sich auf Anregungen einzulassen. Gespannt, was da kommen wird, lauschen sie auch Hinweisen und Tipps, die sie sonst womöglich ablehnen würden.

Ein Beispiel für ein zauberhaftes, lösungsorientiertes Ritual ist das Wegwerfen der belastenden Dinge. Es dient dazu, Schüler zu beruhigen, Spannungen zu lösen und auch konfliktträchtige Dinge aus dem Elternhaus zu verabschieden, sodass die Kinder jeden Morgen gelassen und frei dem Unterricht folgen können.

Wir werfen, was uns quält, zum Fenster hinaus
»Guten Morgen, liebe Kinder. Ihr kennt ja alle schon dieses rote Seil. Und ihr wisst ja, das haben wir schon oft gesagt, dass es einem manchmal gut geht, und manchmal geht es einem nicht so gut. Wenn es einem gut geht, dann ist es so, wie wenn das rote Seil so ganz glatt und ohne Knoten ist. Und nun ist es so, dass ihr heute Morgen vielleicht schon ein wenig Stress hattet, vielleicht hat die Mama geschimpft, weil ihr getrödelt habt, oder vielleicht gab's auch Streit mit jemandem. Erinnert euch daran, da gibt es manchmal so Sachen, wenn man daran denkt, dann hat man so ein blödes Gefühl und vielleicht ein schlechtes Gewissen, vielleicht auch ein wenig Angst, wie das heute Mittag oder Abend dann sein wird. Dieses Zauberseil hier, ihr wisst ja schon, dass das ganz viel kann, dieses Zauberseil kann das alles aufnehmen. Du hier, Anton, darfst jetzt mal deine Hand um das Seil legen und sagen, was du dem Seil gerne übergeben und loslassen würdest.«

»Genau, da machen wir jetzt diesen Knoten da rein.«

Eine erste Schlaufe – linkes Fadenende über rechtes – schlingen (Lösungsknoten siehe S. 58).

»Seht, in diesen Knoten können jetzt alle anderen auch ihre schweren Gedanken, vielleicht das kleine schlechte Gewissen oder das, was einen nervt, reinschicken, alles kann da rein, das fangen wir jetzt alles mit diesem Knoten da ein.«

Zweite Schlaufe – rechts über links – schlingen.

»Nehmt alles, was euch unangenehm ist, weg von euch. Und ihr sagt euch, ich kümmere mich später drum, ich kann mich bei der Mama entschuldigen oder beim Freund, ich kann mit ihm was Schönes spielen, oder ich kann mir einfach überlegen, was ich tun kann, damit es mir besser geht.«

Mit dem rechten Seilende von hinten durch die erste Schlaufe, dann durch die zweite, auch von hinten gehen. Fadenenden vorsichtig auseinanderziehen, sodass ein dicker Knoten zu sehen ist.

»Das, was uns quält und uns schwer macht, das geben wir jetzt alle mit der Hand in den dicken Knoten. Haben jetzt alle Kinder alles Belastende weggegeben und das behalten, was sie

Gutes für sich tun können? Weil: Das Schwere werfen wir jetzt zum Fenster raus. Ihr könnt noch mal winken – und tschüss! (Eine Wurfbewegung Richtung Fenster machen, dabei löst sich der Knoten.)

So, wenn wir jetzt all die blöden Sachen weg haben und super entspannt sind, dann können wir viel besser lernen und uns konzentrieren, und dann können wir viel mehr Spaß mit unseren Schulstunden haben. Und ihr werdet feststellen, dass eure Fähigkeit, euch Sachen zu merken, besser und besser wird.«

Mit diesem Zauberseil hat die Lehrerin immer ein kleines, zauberhaftes Handwerkszeug dabei (vielleicht in der Tasche), mit dem sie spielerisch auf Unruhe in der Klasse reagieren kann. Das ist ein leicht durchzuführendes Ritual für die Seelenpflege der Kinder und der ganzen Schulklasse. Es hat viel Raum für die Bedürfnisse der Kinder: Ein Kind, das etwas sagen will, kann dies tun, ein anderes kann seine Sorgen und Nöte pantomimisch und, ohne sie nennen zu müssen, in den Knoten geben und damit loslassen, wieder ein anderes mag eher still beobachten und zuhören – all dies ist hilfreich.

Die Lehrerin geht (im Sinne des Pacings) immer im Tempo der Schüler mit. Ein Kind, das noch nicht so weit ist, etwas wegzugeben, muss das nicht tun.

Das Ritual kann jeden Morgen durchgeführt werden, auch kann die Lehrerin die Kinder dazu anregen, die Dinge aufzuschreiben, die sie gerne aus dem Fenster werfen wollen, genauso wie die Dinge, die sie gerne behalten und als für sich Klärendes und Wohltuendes machen wollen. Auch kann man eine Übertragung in den Alltag der Kinder außerhalb der Schule anregen. Die Kinder dürfen die Lehrerin an das Ritual erinnern, wenn sie es mal vergessen sollte.

Mit dem gleichen roten Seil und dem Lösungsknoten können Lehrer ihre Schüler auch motivieren, das Positive in sich und in ihrer Situation wahrzunehmen, damit sie aus der Problemtrance heraus und zur Lösungstrance hinkommen.

Die Zauberlehrerin hat ein Seil in der Hand und zeigt dies den Schülern:

»Jeder Mensch hat Dinge, die er gut kann, und Dinge, die er nicht gut kann. Und das ist bei jedem, der hier sitzt, bei jedem von euch so. Und jetzt denkt mal jeder an etwas, das er oder sie gut kann, und an etwas, das er oder sie nicht gut kann. Und jeder von uns hat immer die Wahl. Wir können bemerken, was nicht gut läuft, und sagen: ›Mist, schon wieder nicht geschafft und wieder nicht geschafft.‹«

Eine erste Schlaufe – linkes Fadenende über rechtes – schlingen.

»Und dann ist wieder was, was nicht gut läuft, und wir denken: Oh nein, schon wieder nicht geschafft.«

Zweite Schlaufe – rechts über links – schlingen.

»Und wenn wir immer nur denken: ›Mist, schon wieder habe ich das nicht geschafft‹, dann wird alles immer noch schwieriger, wir werden müde und traurig und wütend und brummig, und am Schluss haben wir da einen einzigen dicken Klumpatsch!«

Mit dem rechten Seilende von hinten durch die erste Schlaufe, dann durch die zweite, auch von hinten. Fadenenden vorsichtig auseinanderziehen und (beim »Klumpatsch«) den dicken Knoten zeigen.

»Aber wir haben ja die Wahl. Wenn wir mehr und mehr auf das schauen, was gut gelaufen ist, und uns sagen: ›Heute hab ich was geschafft‹ – ›Heute bin ich pünktlich zur Schule gekommen‹ – ›Heute war mein Freund super nett zu mir‹ – ›Ich hab's geschafft, mit meiner Schwester friedlich zu frühstücken‹. Lauter solche Sachen. Wenn wir das sehen, also auf das schauen, was glatt läuft, dann sehen wir wieder mehr glattes Seil.«

Bei jeder positiven Aussage eines Kindes ein wenig mehr an den Fadenenden ziehen und zeigen, wie das glatte Seil (das, was glatt läuft) mehr wird.

»Und mehr und mehr sehen wir das Gute und das, was wir schaffen und – plötzlich – läuft alles wieder glatt, und wir sind ganz zufrieden mit uns.«

Seilenden immer ein wenig mehr herausziehen und zeigen.

Bei »plötzlich« wird der Knoten schwungvoll weggeschleudert und »verschwindet« (Lösungsknoten siehe Seite 58).

Dieses Zauberkunststück richtet den Blick auf die schönen Erlebnisse der Kinder und stärkt die Kinder. Viele Kinder übernehmen dieses Ritual, sich von belastenden Dingen zu lösen, in ihren Alltag und schaffen es so, aus der Problemtrance in die Lösungstrance zu kommen.

Die magische Atmosphäre des Zauberns macht Kinder offener für Informationen und Anregungen. Folgende Sätze haben sich in der Arbeit mit Schülern als hilfreich erwiesen:

- »Wenn ihr schon mal hier seid, wäre es schlauer, aufzupassen und hier zu lernen, als zu Hause sich noch mal hinzusetzen und alles noch mal zu lernen.«
- »Wenn eure Gedanken spazieren gehen, dann sagt eurem Gehirn: ›Stopp! Ich bin der Boss! Ich will mich jetzt konzentrieren.‹«
- »Wenn ihr unruhig seid, steht kurz auf, zappelt die Unruhe weg und setzt euch wieder. Ihr könnt jetzt den Stuhl spüren und euch auf euren Atem konzentrieren, ganz leise werden und jetzt ganz bei der Aufgabe sein.«

6.3 Beim Zahnarzt

Zahnärzte müssen Menschen dazu bewegen, den Mund aufzumachen! Bei Angstpatienten reichen gute Worte, sachliche Informationen und vernünftige Argumente nicht aus, um sie zur Mitarbeit anzuregen.

Das Therapeutische Zaubern ist ein spielerisches, anregendes Medium, das gleichzeitig Entspannung und Konzentration erzeugt.

Aus Angst-Hasen werden Mut-Tiger
Besonders Kinder, die mit großen Ängsten zur Behandlung kommen, werden oft zum Stressfaktor. Das Kind schreit, verweigert jegliche Mitarbeit, blockt so ab, dass manchmal Gefühle von Hilflosigkeit oder Aggression bei allen Beteiligten entstehen.

Viel Zeit und Kraft ist dann notwendig, um einen positiven Kontakt zu den kleinen Patienten aufzubauen.

Mit dem Zaubergeist ist es möglich, die gesamte Atmosphäre so zu verwandeln, dass die Zahnuntersuchung oder -behandlung nach kurzer Zeit erfolgen kann. Wenn in der Zahnarztpraxis gezaubert wird, ist es wichtig, die Kinder immer am magischen Geschehen teilhaben zu lassen. Dadurch wird ein positiver Kontakt aufgebaut und das Kind kann sich auf die Behandlung einlassen.

Bei Kindern mit ängstlichem bis panischem Verhalten wirkt Fridolinas Mutzauber (siehe Seite 54) Wunder. Dieses Zauberkunststück beinhaltet eine Mut machende Geschichte und hilft somit über schwierige Situationen hinweg, in denen ein Kind völlig abblockt, so die Rückmeldung von zaubernden Zahnärzten.

So kamen Kinder schon mit dem Satz »Heute habe ich Mut!« zur nächsten Behandlung. Eine Zahnärztin erzählte begeistert, ein absolut verängstigtes und sich verweigerndes Kind habe nach einem kurzen Zauberkunststück die Verweigerung aufgegeben und die Behandlung sei völlig problemlos gewesen. Ein anderer Zahnarzt meinte, seit er einfache Zauberkunststücke einsetzen könne, habe er selbst viel mehr Spaß an der Behandlung von Kindern.

6.4 Beim Kinderarzt

Kinderärzte sehen die meisten ihrer kleinen Patienten von Geburt an regelmäßig und können so eine vertrauensvolle Beziehung aufbauen. Steht jedoch eine Impfung an und das Kind hat Angst vor einer Spritze, oder hat sich ein Kind so verletzt, dass es genäht werden muss, und fürchtet sich davor, weiß der Arzt manchmal nicht, wie er das Kind beruhigen kann. Für Kinderärzte eignen sich Zauberkunststücke, die ablenken und beruhigen und so auch Kinder mit panischem Verhalten zum Mitmachen bewegen können. Wie in der Zahnarztpraxis erleichtert das Therapeutische Zaubern die Atmosphäre und die Behandlung (vergleiche Kapitel 6.3): Die Angst vergeht, der Zauber bleibt.

Die Platzwunde

Der achtjährige Thomas hatte eine Platzwunde am Kopf und musste genäht werden. Der Kinderarzt zauberte vor und nach der Behandlung für Thomas.

Wieder zu Hause telefonierte Thomas begeistert mit Opa und Oma. »Der Arzt hat gezaubert!«

Die Verletzung war gar nicht mehr wichtig, im Vordergrund stand die Begeisterung für das Zaubern.

Kinderärzte sehen in ihrer Praxis auch Familien, die therapeutische Hilfe brauchen, aber oft nicht annehmen können. Die Eltern haben oft Angst, versagt zu haben, und schämen sich.

So kam eine kinderpsychiatrische Praxis auf die Idee, Zaubergruppen für Eltern und Kinder anzubieten. Durch das niederschwellige Angebot wurden zusätzlich einzeltherapeutische Behandlungen einzelner Kinder leichter möglich. Auf einer Onkologiestation für krebskranke Kinder kam die Psychologin auf die Idee, therapeutische Zaubergruppen für die Geschwisterkinder anzubieten. So gelang es, auch die Geschwisterkinder immer wieder in den Mittelpunkt der Aufmerksamkeit ihrer Eltern zu stellen.

6.5 In der Notaufnahme

Mitarbeiter von Notambulanzen müssen sehr schnell und, ohne die Patienten zu kennen, einen tragfähigen Kontakt herstellen, einen guten Rapport schaffen. Gerade in der Ambulanz sind viele Patienten und ihre Begleitpersonen sehr aufgeregt, manchmal fast wie im Schock. Das Kind hat eine Platzwunde und weint, die Eltern wirken hilflos, manchmal wie gelähmt. Es scheint dann unmöglich, eine Diagnostik oder Behandlung anzugehen.

Hier lenkt Zaubern ab, die Situation entspannt sich und etwas Ruhe tritt ein.

Auch bei manchem panischen Erwachsenen kann es eine zauberhafte Hilfe sein, wenn der Arzt einen kleinen Zauberfundus hat. Ein Seil für die drei guten Verknüpfungen oder ein Ein-Cent-Stück, das er als Glücksmünze hinter dem Ohr des Patienten hervorzaubern kann.

6.6 Logopädie

Für Logopäden ist es eine große Herausforderung, Kinder und Erwachsene zu sich wiederholenden Sprachübungen zu motivieren. Die Patienten sind in der logopädischen Behandlung mit ihren Defiziten (zum Beispiel dem Stottern) konfrontiert, was sich oft auf die Motivation und Freude an der Mitarbeit negativ auswirkt.

Kunststücke aus dem Therapeutischen Zaubern lassen vergessen, dass es sich um Sprechübungen handelt, da man für das Zaubern übt und Zaubersprüche wiederholt.

Ein Beispiel aus der Abschlussarbeit zur Zertifizierung von Thomas Dietz:

Manuel und das Stottern

Der elfjährige Manuel war seit fünf Jahren mit seinem Stottern in logopädischer Behandlung. Er hatte zwischenzeitlich ein Vermeidungsverhalten entwickelt, so sprach er möglichst wenig und nur mit einzelnen, ausgewählten Personen. Manuel kannte sich mit »seinem Problem« schon ganz gut aus und wusste, welche Übungen ihm weniger und welche ihm besser gefielen. Er kam aber mit dem flüssigen Sprechen nicht voran.

Ein Therapeutenwechsel und der Einsatz eines anderen Mediums wurden angeregt. Obwohl Manuel von diesem Therapeutenwechsel zunächst nicht begeistert war, gefiel ihm das Therapeutische Zaubern spontan sehr gut. Er zeigte sich wissbegierig und geschickt und war schon bald ein tüchtiger Zauberlehrling. Schon in der vierten Stunde war er nach zunächst heftiger Abwehr und einem Mutzauber mit »Fridolina« (siehe Seite 54) dazu in der Lage, einer fremden Person etwas vorzuzaubern. Der Logopäde versuchte, den Jungen dazu anzuregen, logopädische, sprechmotorische Übungen bewusst in die Zaubervorführungen einzuplanen. Manuel machte mit, aber trotzdem blieb sein Widerstand spürbar.

Erst als die klassischen logopädischen Inhalte in den Hintergrund und das Zaubern und Präsentieren in den Vordergrund rückten, wurde der Junge selbstsicherer und mutiger.

Nach nur zehn Stunden war er zu einem Zauberauftritt vor der ganzen Familie bereit und genoss es sehr, ihnen etwas vorzuzaubern. Und damit noch nicht genug: Beim Grundschulabschlussfest trat Manuel als »Zauberer« auf und übernahm zudem die Rolle, die einzelnen Programmpunkte des ganzen Zirkusprogramms anzusagen! Vater und Mutter saßen beide im Publikum: »Wir waren beide so stolz auf ihn!«, sagte die Mutter im Anschluss. Manuels Rückmeldung an den Logopäden war: »Das mit dem Zaubern war eins a!«

Mit dieser zauberhaften, logopädischen Behandlung veränderte sich für den Jungen und seine Familie sehr viel. Manuel konnte sich nun ausdrücken und sich beim Auftritt mit zunehmend flüssigem Sprechen präsentieren. Er traute sich, seine neuen Fähigkeiten zu zeigen, wurde gesehen und gehört. Noch mehr: Er stand positiv im Mittelpunkt und konnte dadurch seine Selbstwirksamkeit erleben. Er wurde bestaunt und beklatscht. Die Eltern-Kind-Beziehung wurde deutlich entspannter.

6.7 Ergotherapie

In der ergotherapeutischen Praxis liegt der Schwerpunkt auf der Körperkoordination und der Hand- und Feinmotorik. Hier bietet das Therapeutische Zaubern vielseitige Anreize zum Basteln von Zaubermaterialien und Bauen von Requisiten. Beim Üben der Kunststücke wird die Fingerfertigkeit spielerisch trainiert, man übt Handlungsabläufe ein und arbeitet mit der Körperkoordination.

Ein Beispiel aus der Abschlussarbeit zur Zertifizierung von Maria Pflanzer:

Tommy in der Rehaklinik

Der elfjährige Tommy erlitt bei einem Autounfall ein schweres Schädel-Hirn-Trauma. Er erhielt in einer neurologischen Rehabilitationsklinik für Kinder Ergotherapie. Tommy erholte sich körperlich gut, zeigte aber nach etwa drei Monaten noch Probleme in der Handlungsplanung, der Merkfähigkeit und der Feinmotorik. Er schwankte zwischen Selbstzweifel und Selbstüberschätzung.

Mit dem Therapeutischen Zaubern sollte er seine Fähigkeiten verbessern und auch psychisch stabiler werden. Tommy übte seine Feinmotorik beim Basteln und Verzieren seiner Zauberschachtel und bekam ein »Zaubermantra«: »Ich bin gut. Beim Zaubern gebe ich mein Bestes. Ich darf auch Fehler machen, aber trotzdem gebe ich mein Bestes.« Das trainierte nicht nur seine Merkfähigkeit, sondern half ihm auch, über sich selber Positives zu sagen und sich zu motivieren. Aktiv zu zaubern forderte und förderte Tommy sehr: Er musste Handlungsschritte erfassen und in eine Abfolge bringen und schrieb sich die Zauberkunststücke dann mithilfe der Ergotherapeutin auf. Er erlebte, dass er seine Fähigkeiten durch Üben und häufiges Präsentieren verbessern konnte. Dies konnte er auch auf Alltagssituationen übertragen: »Weil du so gut geübt hast, gelingt es dir jetzt ganz toll!« So ließ er sich motivieren und kam meist fröhlich und tatkräftig in die »Zauberstunde«. Der große Höhepunkt war eine Zaubervorstellung für Fachleute der Klinik, bei der Tommy viele verschiedene Zauberkunststücke zeigte. Er präsentierte selbstsicher seine »magischen Fähigkeiten« und überzeugte durch seine Kreativität.

Für sein liebstes Zauberkunststück, eine Variation von »Fridolina« (Seite 54), hatte er sogar eine eigene Präsentation entwickelt: »Der Herbert und seine Freundin, das Tussilein, die wollen soo gerne beisammen sein. Doch die Hexe Gundula möchte das verhindern. Aber ich habe mir einen Zauberspruch ausgedacht, der hilft den beiden: ›Herbert und das Tussilein wollen gern zusammen sein – hex – hex!‹«

Das Therapeutische Zaubern war in dieser Behandlung ein wunderbares Medium, um Tommys Ressourcen zu erkennen und zu fördern.

6.8 Physiotherapie

Als Heilpädagogin an einer Frühförderstelle arbeitete ich häufig mit Physiotherapeuten zusammen. Ich konnte beobachten, dass Kinder mit Bewegungsproblemen sich nur ungern auf physiotherapeutische Übungen einlassen. Sie anzuregen, diese Übungen zu Hause eigenständig durchzuführen, schien kaum denkbar.

Manche Kinder hatten schon ein Problembewusstsein entwickelt und gelernt, ihre Bewegungsschwierigkeiten zu verstecken und den Bewegungsanforderungen aus dem Weg zu gehen. Oft reagierten sie zunächst mit Abwehr, wenn sie in der Physiotherapie mit ihren Schwächen konfrontiert wurden. Dies war meine Motivation, für den Bereich der Physiotherapie Zauberkunststücke zu entwickeln. Ein Beispiel ist »Das Bein wegzaubern«, bei dem das Kind spielerisch zeigt, ob es auf einem Bein sein Gleichgewicht halten kann.

Zauberkunststück: Ein Bein wegzaubern

Ein Kind zaubert für seine Mutter:

»Ich zeig dir jetzt, wie ich ein Bein wegzaubern kann.«

Das Zauberkind hält ein schönes Tuch vor seine Beine, sodass diese nicht zu sehen sind.

Mit *»Hokuspokus-Simsalabim«* zieht das Kind ganz langsam und geheimnisvoll das Tuch nach oben und blickt an sich herunter: *»Ohhh – schaaade! Beide Beine sind immer noch da! – Ich hab vergessen, du musst mir helfen!«*

Das Kind lässt das Tuch wieder langsam sinken, sodass die Beine wieder verdeckt sind.

»Ich zähle bis drei und dann sage ich: Zauberkraft und Mäusespeck zaubern mir das Bein jetzt weg! Und Du musst pusten!«

Das Kind nimmt das Tuch wieder »magisch« (zum Beispiel langsam und mit staunendem Blick) nach oben und siehe da: Das Bein ist weg!!

»Zauberkraft und Schneckenschleim zaubern wieder her das Bein. –

Tatatataaa: Das Bein ist wieder da!«

- Variationen:

Sollte der Ablauf mit gleichzeitigem Halten des Tuches und Auf-einem-Bein-Stehen für Kinder noch zu komplex sein, ist die Physiotherapeutin die Assistentin für den kleinen Zauberer.

Weitere zauberhafte Übungen für die Physiotherapie finden Sie in meinem Buch »Mit Feengeist und Zauberpuste« (Neumeyer 2019).

Die Übungen aus dem Schauspieltraining (siehe Seite 33) eignen sich alle für die Physiotherapie – besonders für erwachsene Patienten.

6.9 Psychotherapie, Einzeltherapie und Gruppentherapie

Ein Beispiel aus der Abschlussarbeit zur Zauberausbildung von Anette Düren:

Sie arbeitet als analytische Kinder- und Jugendtherapeutin in eigener Praxis und wollte das Therapeutische Zaubern innerhalb einer Langzeittherapie mit Kindern einsetzen. Sie fragte sich, ob das Therapeutische Zaubern den analytischen Prozess unterstützen oder eher davon ablenken würde?

Das Familienband

Tom war ein neunjähriger Junge mit einer schwierigen Geschichte. Er hatte von klein auf Ablehnung und Schläge erlebt und musste regelmäßig zu Hause und in der Öffentlichkeit Klagen und Beschimpfungen ertragen. In seiner Familie hatte er die Rolle des Sündenbocks. Tom zeigte folgende Verhaltensauffälligkeiten: Einnässen und Einkoten, Verstummen und Verweigern, Beleidigen und Schlagen. Damit brachte er seine Familie immer mehr gegen sich auf.

Anette Düren setzte das Therapeutische Zaubern nach etwa eineinhalb Jahren Therapie sehr spontan ein: Als die Mutter Tom brachte, beschwerte sie sich heftig und sehr abwertend über ihn. Um diese schreckliche Situation zu beenden, nahm die Therapeutin das Zauberseil und zeigte den Lösungsknoten: Die Mutter war gestoppt – und gerührt –, und Tom wollte zaubern können!

Von da an war Tom so motiviert und lernte zielstrebig ein Zauberkunststück nach dem anderen. Beim Schauspieltraining kam es zu den ersten positiven Blickkontakten zwischen Mutter und Sohn. In der Therapiestunde bastelte Tom ein Muttertagsgeschenk und überreichte es seiner Mutter. Es war Tom zum ersten Mal gelungen, ein Geschenk fertig zu machen und dann weiterzugeben. Die Mutter hatte sich von ihrem Sohn bisher abgelehnt gefühlt und war sehr gerührt. Bei seiner Zauberaufführung wirkte Tom souverän und ausdrucksstark, und er erhielt begeisterten Applaus von seiner ganzen Familie – auch von seinem Vater, der ihn bisher oft als dumm, faul und aggressiv abgewertet hatte.

Tom gelang es bei seinem Auftritt, Vater, Mutter und Bruder mit einzubeziehen. Dazu knüpfte er Knoten in drei einzelne Seile, aus denen dann durch die zauberhaften Fähigkeiten des Jungen ein großes Familienband entstand. Aktiv versuchte er so, mit dem Zaubern seine Familiensituation zu verbessern!

Tom hatte sich zu einem eifrigen Zauberlehrling entwickelt. Es war ihm gelungen, sich von den negativen Zuschreibungen zu lösen. Er wirkte beim Zauberauftritt wie verwandelt. Er sprach frei und war klar im Kontakt.

Ein Beispiel aus der Abschlussarbeit zur Zauberausbildung von Amir Djawadi:

Die verblüfften Eltern

Der zwölfjährige Kevin kam seit vier Jahren regelmäßig zur Therapie in eine kinder- und jugendpsychiatrische Ambulanz. Ziel der Therapie war es, Kevins Selbstwertgefühl wieder zu verbessern. Kevin zeigte Aufmerksamkeitsauffälligkeiten, Unruhe und Tics.

Mit dem Therapeutischen Zaubern, so die Idee, würde der Junge im positiven Sinn »etwas ganz Besonderes« sein und ganz nebenbei üben, sich auf Aufgaben zu konzentrieren und Vorhaben durchzuhalten.

Zunächst war es nicht einfach, Kevin zu motivieren. Möglicherweise hatte er Angst zu versagen. Dann gelang es mir, ihn im Rahmen eines Familiengesprächs zum Mitmachen bei einem Zauberkunststück zu bewegen. Dies war für ihn ein wichtiges Erlebnis. Seine Eltern wollten nun herausfinden, wie er das machte. Bisher hatten sie nur auf sein Fehlverhalten reagiert.

Ab diesem Moment war Kevin motiviert. Er übte fleißig, nahm die Zauberregeln ernst und bastelte sich selbstständig einen Zauberstab. Wenn nötig, erhielt er telefonische Unterstützung von Amir Djawadi, der sich für Kevin Merkhilfen für die Durchführung eines bestimmten Zauberkunststücks einfallen ließ. Kevin zeigte sich freudig engagiert und wirkte selbstsicherer.

Am großen Tag seines Zauberauftritts schaffte es Kevin trotz großer Nervosität, seine Mutter zu verblüffen. Sie nahm ihn begeistert in den Arm, lobte ihn ganz besonders und äußerte sich stolz über das Können ihres Sohnes.

Durch eine gezielte Auswahl der Zauberkunststücke, Reizreduktion während der Übungen und vor allem durch die Zuwendung des Therapeuten gelang es, Kevins Selbstwertgefühl zu stärken.

6.10 Zaubern mit Erwachsenen in der Psychiatrie

Wenn ein Familienmitglied in eine Psychiatrie eingewiesen wird, kommt das Familiensystem aus der Balance, die zurückgebliebenen Familienmitglieder richten ihr Zusammenleben neu aus. Kommt das Familienmitglied wieder zurück in die Familie, kommt das Familiensystem neu in Bewegung.

Innerhalb meiner Ausbildung zur Hypnotherapeutin hat Gunter Schmidt, Leiter des Milton Erickson Instituts Heidelberg, eindrücklich davon berichtet, was bei der Rückkehr von stationären Aufenthalten in einer Familie passieren kann. Wenn zum Beispiel alkoholkranke Familienmitglieder nach dem Klinikaufenthalt nach Hause kommen, richten alle anderen in der Familie ein sehr kritisches, wachsames Auge auf den »Patienten«. Manchmal reagieren sie vorschnell, fast panisch, wenn der »Patient« eine Bierflasche nur ansieht. Die Familienmitglieder überwachen sich gegenseitig und leben in ständiger Anspannung. Die ganze Aufmerksamkeit bleibt auf das Problem gerichtet, die Angst vor einem »Rückfall« ist immer präsent.

Auch bei Familien, bei denen ein Familienmitglied aus einer psychiatrischen Einrichtung nach Hause kommt, treten die gleichen Mechanismen auf.

Die Zaubermama

In einer psychiatrischen Klinik hatte ich eine Zaubergruppe für Patientinnen angeboten. Ein paar Wochen später unterhielt ich mich mit einer Mitarbeiterin. Sie erzählte, eine der Teilnehmerinnen habe nach ihrem Klinikaufenthalt ihre eigenen Kinder und die Nachbarskinder mit der Feenrakete verzaubert. So war aus der »kranken Mama« die »Zaubermama« geworden!

Zwei Beispiele aus der Abschlussarbeit zur Zertifizierung von Renate Mühl:

Ein zauberhaftes Mitbringsel

Als Fachkrankenschwester in einer psychiatrischen Tagesklinik für Menschen ab 18 Jahren war Renate Mühl in ihrer systemischen Ausbildung mit dem Therapeutischen Zaubern in Berührung gekommen. Sie hatte Bedenken, ob so ein Angebot in ihrem Arbeitsfeld von den Patienten überhaupt ernst genommen würde?

Sie wagte es dennoch, ausgewählte Zauberkunststücke in der Einzelbehandlung mit einer jungen Frau einzusetzen. Die 20-Jährige hatte kaum mehr Kontakt zu ihrer Familie, die aufgrund vielfacher Erkrankungen und Auseinandersetzungen »auseinandergefallen« war. Vor allem die belastete und wenig stabile Beziehung zu ihrer Schwester wollte sie positiv verändern. Als Geschenk für ihre Schwester übte sie die Feenrakete. In der Vorbereitung für ihren Auftritt und die anstehende Begegnung mit ihrer Schwester reflektierte sie ihre Geschichte mit der Schwester – dies stärkte ihre Selbstwahrnehmung.

Schließlich führte sie das Zauberkunststück für ihre Schwester auf: Diese weinte vor Rührung über dieses zauberhafte Mitbringsel, und ein erster gelungener Kontakt war geknüpft.

Herzeleid

Eine 30 Jahre alte Frau mit depressiven Störungen litt vor allem unter schwierigen Beziehungen: Zu ihrer Mutter fühlte sie eine Art Hassliebe, geprägt von Beziehungsabbrüchen durch die Alkoholkrankheit der Mutter. Ihren Vater hatte sie nie kennengelernt, er hatte sich noch vor ihrer Geburt das Leben genommen.

Mit einem verheirateten älteren Mann lebte sie eine für sie oft sehr unbefriedigende, verletzende Beziehung.

Zur Heilung dieses »gebrochenen Herzens« bereitete Renate Mühl das Zauberkunststück »Herzeleid – Heilungsschachtel« vor. Die Patientin konnte sich gut auf diese Form der »Behandlung« einlassen. Für jede Verletzung machte sie einen Riss in das Papierherz, und alle drei Risse wurden in einer Zaubersitzung auf magische Weise wieder geheilt. Dadurch nahm die Patientin sich vor, in Zukunft mehr auf ihr Herz, ihre Seele und ihren Körper zu hören.

Renate Mühl hat das Therapeutische Zaubern als »Handwerkszeug« erlebt, das sie spontan in Behandlungen einfließen lassen kann, um den Genesungsprozess positiv zu beeinflussen.

6.11 Heilpädagogik

Beispiel aus der Abschlussarbeit zur Zauberausbildung von Anna Maria Zimlich und Gertrude Englert:

Die Zaubergruppe

Anna Maria Zimlich und Gertrude Englert gründeten an einer Frühförderstelle mit drei Jungs im Alter von fünf Jahren eine »Zaubergruppe«. Aus der »Rasselbande«, in der vor allem ein Junge mit vielen Schreiattacken auffiel, sollte eine geheimnisvolle Zaubergruppe werden. Die Ziele der Heilpädagoginnen waren: Stabilisierung des Selbstwertgefühls, Erweiterung der Handlungskompetenzen und der Frustrationstoleranz, Entwicklung neuer Lösungsmuster und Verbesserung des Sozialverhaltens.

Mit viel heilpädagogischem Geschick einerseits und mit zauberhaften Ritualen andererseits gelang es ihnen, den Zaubergeist in der Gruppe zu wecken. Der identitätsstiftende Name der Zaubergruppe setzte sich aus der jeweils ersten Silbe der Jungsnamen zusammen und hatte so eine besonders verbindende Wirkung: »Noriwa«, riefen die Jungs immer, wenn sie mit ihrer Zauberpuste beim Gelingen eines Zauberkunststücks halfen. Beim Zaubern ließen die Jungens sich auch auf wiederholte Entspannungsübungen ein, die zu mehr Ruhe führten. Sie bastelten motiviert und konzentriert an ihren Zauberstäben, und es gelang ihnen dabei, mit kleinen Misserfolgen umzugehen. Beim fünften Treffen lernten die Kinder die Durchführung des Zauberkunststücks »Acht Karten« und übten das erste Mal, selbst aktiv zu zaubern. Dabei wurden sie nicht in das Zaubergeheimnis eingeweiht: Die Heilpädagoginnen halfen bei der Durchführung. Mit dem Zauberkunststück »Papierringe« (unter anderem dem »Möbiusband«, einer mathematischen

Spielerei aus Papier vgl. Neumeyer 2019, S. 149) übten die Drei ihre Handgeschicklichkeit und unterstützten sich gegenseitig. Die Faszination der Zauberkunststücke und das gemeinsame Handeln ließen die drei Jungens immer wieder ein gutes, konstruktives Miteinander erleben.

Um die Vater-Sohn-Beziehung zu unterstützen, wurde eine erste Zauberaufführung nur für die drei Väter beschlossen. Diese Zauberaufführung war eine große, sehr gelungene Überraschung. Obwohl einer der Jungs vor dem Auftritt sehr nervös war, gelang es ihm mithilfe des Kraftzaubers (siehe Seite 70), zusammen mit seinen beiden Freunden die Zauberkunststücke zu präsentieren und ihre Väter zu verzaubern.

Aus der wilden »Rasselbande«, die so manchen Erwachsenen zur Verzweiflung gebracht hatte, waren drei kleine konzentrierte Zauberer geworden, die mit glänzenden Augen ihren Applaus genossen. Von den Eltern, aber auch von den Erzieherinnen aus den Kindergärten hörten die Heilpädagoginnen, dass es mit allen Dreien jetzt besser sei … und die Zaubergruppe sollte weiter bestehen.

6.12 Eltern-Kind-Gruppen

Therapeutisches Zaubern als Medium in der Eltern-Kind-Arbeit eignet sich besonders gut dazu, auch bisher nicht motivierte Eltern für eine Gruppenarbeit zu gewinnen.

In einer psychologischen Beratungsstelle war das Ziel, getrennt lebende Väter in ihrer Erziehungsverantwortung zu stärken. Der Zauberkurs »Nur wir zwei und die Zauberei« wurde begeistert angenommen und war sofort ausgebucht.

Es ging nicht um Schwächen, sondern um etwas Tolles, um das gemeinsame Schaffen (vgl. Neumeyer 2019).

Vor allem bei Familien, die durch viele chronische und akute Probleme belastet sind, entsteht beim gemeinsamen Zaubern ein freudiges Beziehungserlebnis. Eltern und Kinder begegnen sich in einer ganz neuen Situation: Beide Seiten lernen Zaubern und sind dabei spielerisch in einer gelösten, magischen Atmosphäre.

Das Wunderbare ist: Die gelernten Zauberkunststücke werden regelmäßig im sozialen Umfeld der Familie – zum Beispiel bei Familienfesten – gezeigt. Und dann sind es gerade die »schwierigen« Kinder und die »schwierigen« Familien, die sich in einer selbstwirksamen und kompetenten Rolle zeigen. Die Angehörigen erleben neu, dass die zaubernden Familienmitglieder für alle etwas Positives und Schönes einbringen. Aus meiner Erfahrung sind dies Schlüsselsituationen, die ins ehemals festgefahrene, problematische Familiensystem Bewegung bringen. Im ganzen Beziehungssystem werden neue, positive Sichtweisen möglich.

6.13 Zaubern mit Menschen mit Behinderungen

Beispiel aus der Abschlussarbeit zur Zauberausbildung von Ursula Stojanik:

Fredis Finger sind gewachsen

Frederick, fünf Jahre alt, war mit der Diagnose Kleinwuchs (Achondroplasie) geboren. Er besuchte seit Kurzem einen wohnortnahen Regelkindergarten. Mit einer Integrationshilfe sollte er unterstützt werden, am Gruppenleben teilhaben können.

Seine sozialen Kontakte waren erschwert durch seine Beeinträchtigungen in der Fein- und Grobmotorik. Frederick verlor schnell das Gleichgewicht, lehnte Basteln und Malen ab, hatte Schwierigkeiten mit der Essensaufnahme, sodass er ungern am Esstisch dabei war.

Er machte viel für sich alleine, liebte Videofilme und zur Zeit seiner Neuaufnahme in den Kindergarten vor allem alles mit »Piraten«.

Das Therapeutische Zaubern sollte für Frederick eine Brücke bauen – zum einen, um mit den Kindern in Kontakt zu kommen, und zum anderen, um von den Kindern seiner Gruppe in einer positiven, kompetenten Rolle wahrgenommen zu werden.

Frederick bastelte im Einzelkontakt und mit Hilfe von Ursula Stojanik zunächst einen Zauberstab, was vor allem seine feinmotorische Koordination förderte. Fredericks Mutter kam vorbei, um Fotos zu machen. Sie war ganz stolz auf ihr Kind und sagte: »Ich glaube, Fredis Finger sind gewachsen!«

Zweimal zauberte Frederick für die Kinder seiner Gruppe. Er brachte eine Kugel zum Leuchten und zeigte die magischen Handschellen, mit denen die bösen Piraten festgesetzt werden konnten! Frederick brauchte dazu teilweise Hilfen – zum Beispiel einen Sitzsack für seine körperliche Stabilität oder die hinter ihm stehende, vertraute Zaubertherapeutin. Beim Zaubern konnte er seine auditive Merkfähigkeit unter Beweis stellen und frei komplexe Zaubersprüche und kleine Präsentationseinheiten sprechen.

Was hatte der Zaubergeist ihm geschenkt?

Mit den Zauberkunststücken brachte er die anderen Kinder seiner Gruppe zum Staunen und stand positiv im Mittelpunkt! Und er bekam Applaus für seine Fähigkeiten!

Weil er immer alle zuschauenden Kinder mit in seine Präsentation einbezog (indem er zum Beispiel ihre Zauberpuste sammelte), war er in intensivem Kontakt mit den Kindern seiner Gruppe.

So hatte ihm das Therapeutische Zaubern geholfen, in der Kindergartengruppe seinen Platz zu finden.

7 Schlussworte

Am Ende dieses Buches wünsche ich mir, dass Sie vom Zaubergeist berührt und angesteckt worden sind. Finden Sie den Mut, Elemente des Therapeutischen Zauberns in Ihren Arbeitsbereich einzustreuen, damit der Zaubergeist wirken kann! Denn mit dem Zaubergeist im Hause arbeitet es sich einfach leichter.

Ein Dankeschön an Bernhard Trenkle, der die Anregung zu dieser Veröffentlichung gab. Neue Ideen für die Praxis erhält das Buch durch Beispiele aus verschiedenen Abschlussarbeiten »meiner« Zaubertherapeutinnen und Zaubertherapeuten. Ihnen bin ich sehr dankbar. Sandra Klepp danke ich für die schönen Zeichnungen, Reinhard Weber und Gabi Locherer für ihre wertvollen Anregungen und Tipps sowie Timm M. Hirscher für ein letztes Gegenlesen.

Für die gute Zusammenarbeit mit dem Verlag bedanke ich mich bei Dr. Ralf Holtzmann.

Last but not least danke ich Beate Hugenschmidt für viele Stunden gemeinsamer Arbeit und Strukturierungsvorschläge.

Literatur

Hesse, H. (1999): Worte des Zauberers. Freiburg, Basel, Wien (Herder).

Holtz, K. L. u. S. Mrochen (2005): Einführung in die Hypnotherapie mit Kindern und Jugendlichen. Heidelberg (Carl-Auer), 2. Aufl. 2009.

Lammers, W. (2008): Worte wirken Wunder. Selbstcoaching mit Logosynthese. Maienfeld (Ias).

Liechti, J. (2010): Dann komm ich halt, sag aber nichts. Motivierung Jugendlicher in Therapie und Beratung. Heidelberg (Carl-Auer), 2. Aufl.

Martinez-Conde, S. u. S. L. Macknik (2009): Wie Zauberer mit der Wahrnehmung spielen. In: Gehirn und Magie. Was Neurowissenschaftler von Zauberern lernen können. *Spektrum der Wissenschaft* 6: 44 ff.

Mills, J. C. u. R. J. Crowley (1996): Therapeutische Metaphern für Kinder und das Kind in uns. Heidelberg (Carl-Auer), 4. Aufl. 2011

Neumeyer, A. (2000): Zauberhafte Lösungen in der Kindertherapie. Zaubern als Medium in der Arbeit mit Kindern. In: K. L. Holtz, S. Mrochen, P. Nemetschek u. B. Trenkle (Hrsg.): Neugierig aufs Großwerden. Praxis der Hypnotherapie mit Kindern und Jugendlichen. Heidelberg (Carl-Auer), 3. Aufl. 2007.

Neumeyer, A. (2008): Therapeutisches Zaubern. In: T. Simon u. G. Weiss (Hrsg.): Heilpädagogische Spieltherapie. Konzepte-Methoden-Anwendungen. Stuttgart (Klett-Cotta), S. 174–188.

Neumeyer, A. (2019): Mit Feengeist und Zauberpuste. Freiburg (Lambertus), 5. Aufl.

Neumeyer, A. (2017): Wie Zaubern Kindern hilft. Stuttgart (Klett-Cotta), 5. Aufl.

Neumeyer, A. (2013b): Therapeutisches Zaubern. Hypnotherapeutische Ver-Wandlungen bei Krisen und Ängsten. Vortrag auf der Jahrestagung der Milton Erickson Gesellschaft, Bad-Kissingen 14.–17.3.2013. Müllheim (Auditorium).

Revenstorf, D. (2009): Nutzung der Beziehung in der Hypnotherapie, S. 50–68. In: D. Revenstorf u. P. Burkhard (Hrsg.): Hypnose in Psychotherapie, Psychosomatik und Medizin. Heidelberg (Springer), 2. Aufl.

Satir, V. (1990): Kommunikation – Selbstwert – Kongruenz. Paderborn (Junfermann).

Schmidt, G. (2005): Einführung in die hypnosystemische Therapie und Beratung. Heidelberg (Carl-Auer), 5. Aufl. 2013

Stern (2012): Wunder mit System. Nr. 18 vom 26. April 2012.

Über die Autorin

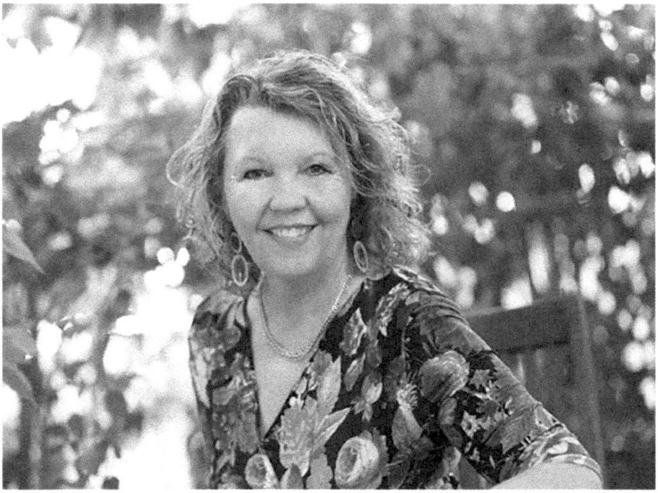

Anna-Elisabeth Neumeyer, Dipl.-Sozialpädagogin, Therapeutin für Klinische Hypnose (M.E.G.), approbierte Kinder- und Jugendlichenpsychotherapeutin, ausgebildet in Pantomime, Autorin zahlreicher Sachbücher und Urheberin des *Therapeutischen Zauberns*. Selbstständig in eigener Praxis für klinische Hypnose (M.E.G.) und mit dem Institut für *Therapeutisches Zaubern*, Ausbilderin für zertifizierte Zaubertherapeuten und -therapeutinnen sowie Supervisorin und Ausbilderin für hypnotherapeutische und systemische Konzepte in der Arbeit mit Kindern und Jugendlichen (KiHyp) bei der Milton Erickson Gesellschaft. Referentin an verschiedenen psychotherapeutischen Instituten und Zahnärztekammern. Wurde von der Zeitschrift *Für Sie* unter die 50 tollsten Frauen des Jahres in der Kategorie »Innovative Frauen« gewählt.

Kontakt: *www.therapeutisches-zaubern.de*